Bernd Neumann

DIE FIT FOR FUN
Massage

**Die idealen Griffe und Techniken für Entspannung
im Alltag und in der Partnerschaft**

INHALT

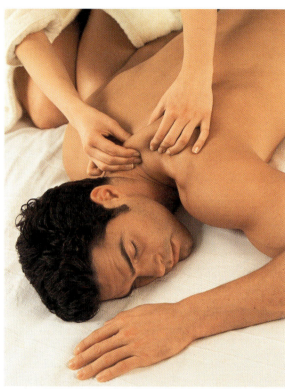

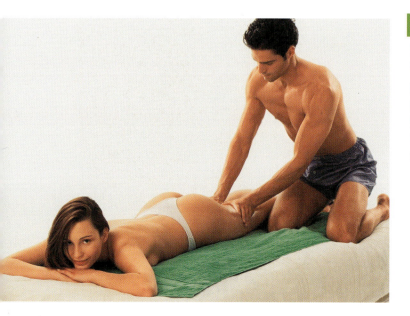

Wie ein Tag Urlaub	5

Therapie und Vorbeugung — 6

Sie ist uralt, und doch heute aktueller denn je: Massage macht gesund und hält gesund.

Einführung	8

Massage und Wirkung — 10

Gezielte Berührungen wirken nicht nur lokal, sondern im besten Sinn ganzheitlich.

Durchblutung	12
Lymphgefäße	14
Muskeln	16
Innere Organe	18
Zusammenfassung	20
Headsche Zonen	21

Basics — 22

Viel brauchen Sie wirklich nicht dazu. Doch ohne Vorbereitung geht es leider auch nicht.

Bett, Liege oder Fußboden?	24
Öl, Lotion und Creme	26
Öle selbst herstellen	28
Duftrezepte	30
In diesem Fall lieber nicht!	31

Massagetechniken — 34

Hier lernen Sie die Grundlagen der Massage. Was Sie noch brauchen? Einfühlungsvermögen!

Effleurage	34
Petrissage	36
Friktion	38
Tapotements	40
Vibration	42

INHALT

Ganzkörpermassage 44

Jetzt aber los! Mit der detaillierten Gebrauchsanweisung ist es für jeden ein Kinderspiel.

Beine (Rückseite)	46
Rücken	48
Beine (Vorderseite)	50
Bauch und Brust	52
Arme	54
Hände	56
Füße – Zeh für Zeh	57
Gesicht	58

Massagevielfalt 62

Für alle, die das Besondere lieben: Spezielle Massagetechniken leisten umfassende Hilfe.

Bindegewebsmassage	64
Manuelle Lymphdrainage	70
Reflexzonenmassage – Füße	72
Reflexzonenmassage – Hände	78
Akupressur und Shiatsu	82
Indien – Ayurveda-Massage	94

Besondere Massagearten 98

In manchen Lebenssituationen ist es wichtig, etwas mehr zu wissen. Hier erfahren Sie es.

Do it yourself – Selbstmassage	100
Fünf-Minuten-Selbstmassage	101
Massage in der Schwangerschaft	106
Babymassage	110
Narbenmassage	112
Register und Impressum	124
Adressen und Literatur	128

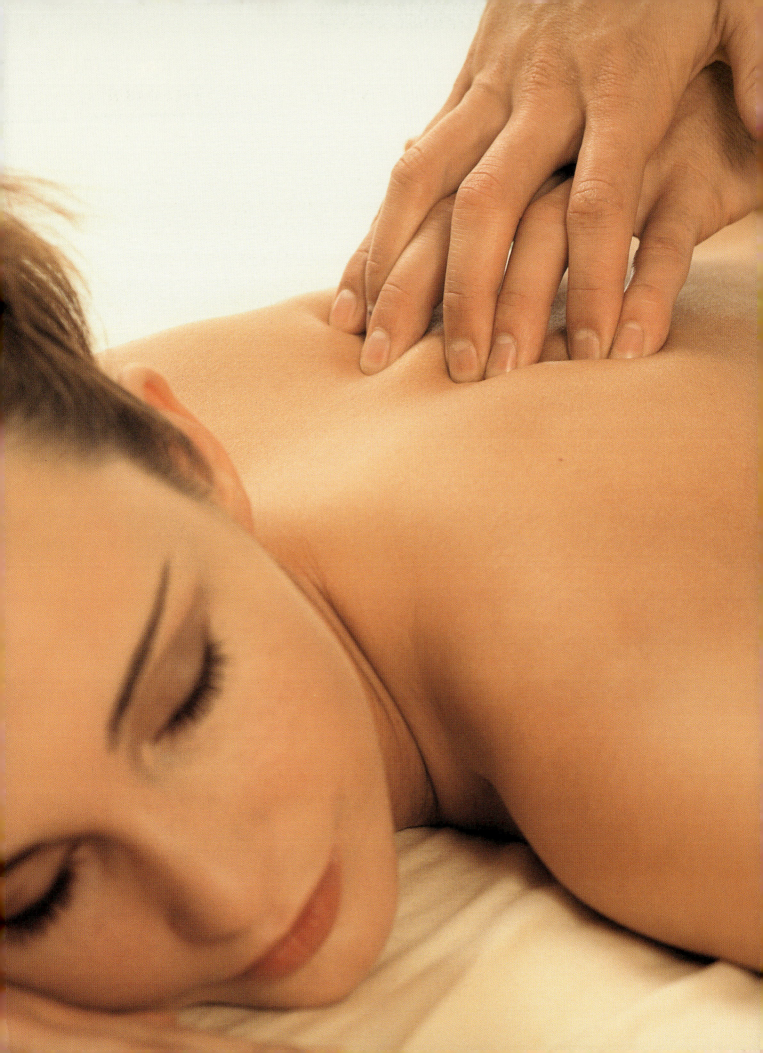

Vorwort

WIE EIN TAG URLAUB

Jetzt sitze ich schon den ganzen Samstag vor meinem Computer – auch der Spielfilm, der um 20.15 Uhr begonnen hat, ist längst vorbei. Naja, dafür aber sind fast alle Kapitel dieses Buches fertig. Ein gutes Gefühl. Dennoch wünsche ich mir zur Zeit eigentlich nichts sehnlicher, als endlich meine Nackenmuskeln entspannen zu können und den ziehenden Schmerz in der Lendenwirbelsäule los zu werden. Die Sauna des heimischen Lüneburger Schwimmbads ist natürlich längst geschlossen. Die Erfahrung hat mir gezeigt, dass zwei bis drei Saunagänge, zwischendurch vielleicht eine Bürstenmassage und der blubbernde Whirlpool, meine verkrampften Muskeln wieder ins Lot bringen.
Aber es gibt ja noch andere Möglichkeiten, sich zu entspannen! Zum Glück massiere ich seit Jahren regelmäßig meine Partnerin. Ihr tut es gut, und ganz nebenbei konnte ich an ihr stets auch mein neu gelerntes Wissen ausprobieren. Natürlich hat sie dabei im Lauf der Zeit gelernt, wie eine Massage richtig gemacht wird. Plötzlich ist bei mir der Wunsch nach einem Saunabad nicht mehr da. Ich weiß schließlich, dass mir die einfühlsamen Massagegriffe meiner Freundin ein Maß an Entspannung bringen werden, das dem von 90 Grad heißer Luft in der Sauna durchaus ebenbürtig ist. Morgen, das ist keine Frage, werde ich dank ihrer Massage voller Energie wieder meinen Rechner einschalten und über etwas schreiben, von dem ich zutiefst überzeugt bin, nämlich dass eine gute Massage sowohl körperliche Probleme – zum Beispiel meine Nackenverspannung – beseitigen kann, als auch der Psyche mindestens ebenso viel bringt wie ein Tag Urlaub.
Ich kann nur hoffen, dass mein Buch den Funken zu Ihnen überspringen lässt, und dass Sie bereit sind, es einfach auszuprobieren. Dass Sie dann mit dem Massagevirus infiziert werden, ist sicher.

Bernd Neumann

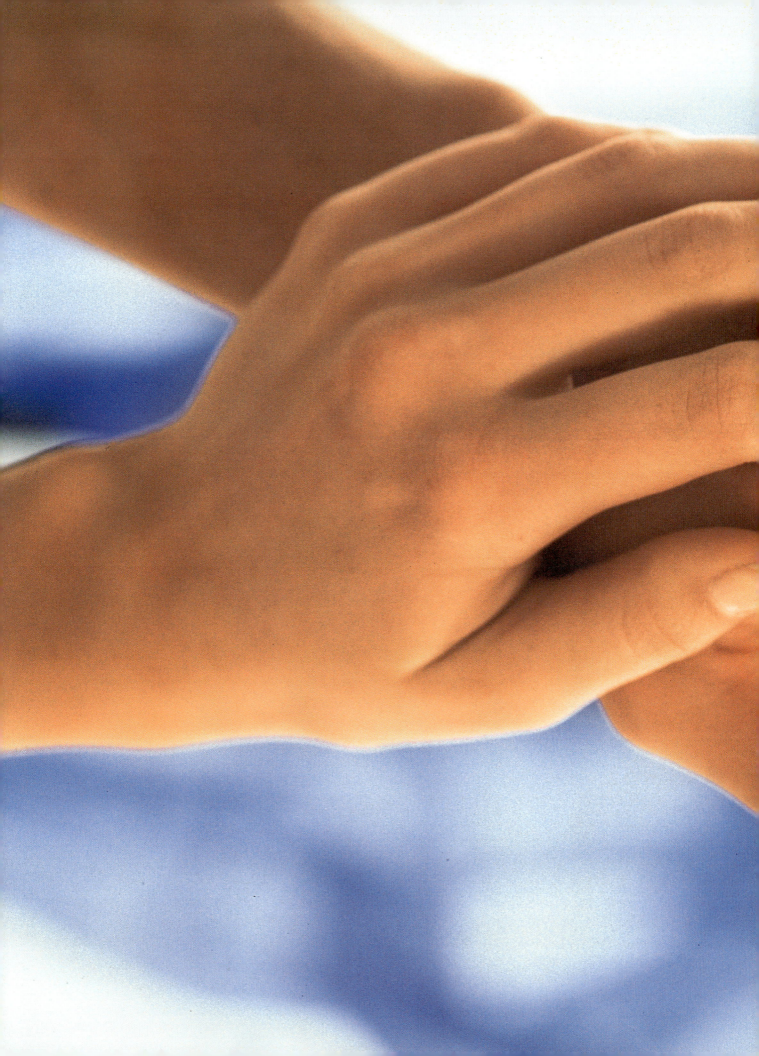

THERAPIE UND VORBEUGUNG

Das Wissen um die heilende, lindernde und vorbeugende Wirkung der Massage ist wohl annähernd so alt wie die Menschheit und findet sich in allen Hochkulturen der Erde. Ob sich dahinter nun eine Naturphilosophie älteren Datums oder eine neue wissenschaftliche Analyse versteckt: Hauptsache, die Wirkung ist nachweisbar – und das ist sie.

Therapie und Vorbeugung

GESCHICHTE
EINFÜHRUNG

Wenn Sie Kopfweh haben oder gegen die Tischkante gestoßen sind, was machen Sie dann? Sie reiben die schmerzende Stelle und tun damit genau das Richtige: Sie massieren sich. Dasselbe dürften bereits unsere Ur-Ur-Ur-Ahnen vor Hunderttausenden von Jahren gemacht haben – instinktiv, einfach weil es hilft.

KULTURELL UNIVERSELL

So ist es auch kein Wunder, dass die Massage in der Heilkunst der meisten großen Kulturen auftaucht: China, Indien, Ägypten, Persien, Griechenland und Rom. Ob nun China oder Indien im Rennen um die erste schriftliche Erwähnung der Massage die Nase vorn hatte, ist nicht klar. Fest steht, dass die chinesischen Massagetechniken erstmals um 2700 v. Chr. beschrieben wurden. Und zwar so ausführlich, dass sie offenbar schon lange vorher in Gebrauch gewesen sein müssen. Die Grundlagen der indischen Heilkunst (Ayurveda) und mit ihr die indischen Massagetechniken sind in zwei der vier »Büchern der Weisheit«, den Veden, festgehalten, die sich bisher nicht genau datieren lassen. Aber da gibt es ja noch die alten Ägypter: Sie hielten die Technik der Massage schon um 2300 v. Chr. in Reliefs fest – stumme, aber beredte Zeugnisse der Wertschätzung dieser außerordentlich wirksamen Heilkunst. Von diesen Hochkulturen aus gelangte das Wissen um die Massage unter anderem nach Thailand, Persien, Griechenland und ins Römische Reich. Praktiziert und verbreitet wurde es in Europa von den griechischen Ärzte Hippokrates (460–377 v. Chr.) und Galen (131–201 n. Chr.). Im 15. und 16. Jahrhundert war die Massage in Frankreich und Deutschland – zum Beispiel bei Paracelsus (1493–1541) – bekannt.

Ihre Blütezeit erlebte sie jedoch im Frankreich des 18. Jahrhunderts, wo sich wahrscheinlich das Wort »Massage« herausgebildet hat, ebenso wie die heute üblichen Begriffe Effleurage, Petrissage und Friktion.

WISSENSCHAFTLICHE ASPEKTE

Ob das, was wir heute unter der klassischen bzw. schwedischen Massage verstehen, von dem schwedischen Fecht- und Gymnastiklehrer Per Henrik Ling (1776–1839) entwickelt oder aus älteren Quellen zusammengetragen wurde, ist

Seit Jahrhunderten existiert eine Massagekultur – nicht nur in den türkischen Bädern. Orientalische Badeszene in einem Gemälde des 19. Jahrhunderts von E.B. Debat-Ponsan.

BREITES SPEKTRUM

eigentlich unerheblich. Wichtig ist nur, dass mit ihm die medizinisch-wissenschaftliche Auseinandersetzung mit der Massage ihren Anfang nahm. Man begann sich zu fragen, was die einzelnen Massagetechniken eigentlich im Körper bewirken, und fing an, mit neuen Massageformen zu experimentieren – mit der Reflexzonenmassage, der manuellen Lymphdrainage, der tiefen Bindegewebsmassage und vielen anderen Formen. Auch wenn sich die unterschiedlichen Schulen meist nicht ganz grün waren – dass die Massage für Körper, Seele und Geist eine wahre Wohltat ist, wurde nie in Zweifel gestellt. »Den Erfinder« der Massage gibt es also nicht. Aber was macht das schon? Ist es nicht umso überzeugender, dass die Massage an ganz verschiedenen Orten und zu ganz unterschiedlichen Zeiten als wirksam erkannt wurde?

WOHLTAT FÜR KÖRPER UND PSYCHE

Führend auf dem Gebiet der medizinisch-wissenschaftlichen Erforschung der Massage ist das amerikanische Touch-Research-Institute, eine Einrichtung der Universität von Miami. Seit 1992 arbeiten unter diesem Dach Wissenschaftler so bekannter Forschungsstätten wie der Harvard-, Princeton-, Duke-, McGill- und Maryland-Universität immer neue Studien aus, um die Wirkung der Massage bei den verschiedensten Erkrankungen zu untersuchen. Die Erfolge des Instituts können sich sehen lassen:

Mehr als 60 solcher Studien wurden am Touch-Research-Institute durchgeführt, und immer konnte die Massage einen wesentlichen Beitrag zur Linderung oder sogar Heilung leisten. Bei Asthma zum Beispiel verbessert sich messbar die Lungenfunktion. Auch bei Magersucht und Bulimie (Ess-Brech-Sucht) konnten die Massageforscher deutliche Erfolge verbuchen. Das Gleiche gilt für Depressionen, chronische Müdigkeit (CFS), Schlafstörungen und auch das prämenstruelle Syndrom (PMS).

Man könnte an dieser Stelle vielleicht einwenden, dass es sich hier um Erkrankungen handelt, die mehr oder weniger stark psychisch bedingt sind. Doch Massage wirkt ebenso bei handfesten körperlichen Erkrankungen wie Diabetes, Bluthochdruck, Rückenschmerzen oder Beschwerden nach einer Brustoperation bei Frauen.

Die Liste der möglichen Anwendungsbereiche ist so lang, dass sie den Rahmen dieses Buchs sprengen würde. Bedenken Sie bitte auch: Es wurden längst noch nicht alle Möglichkeiten erforscht. Wichtig ist aber festzuhalten, dass der Arzt oder Physiotherapeut mit der Massage ein Hilfsmittel an der Hand hat, das, wenn schon nicht heilen, so doch zumindest in vielen Fällen lindern und die Begleiterscheinungen der Erkrankung wirksam bekämpfen kann.

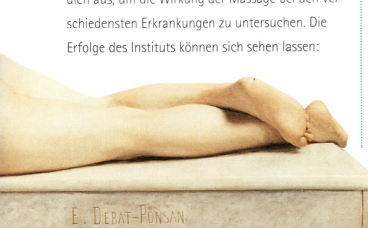

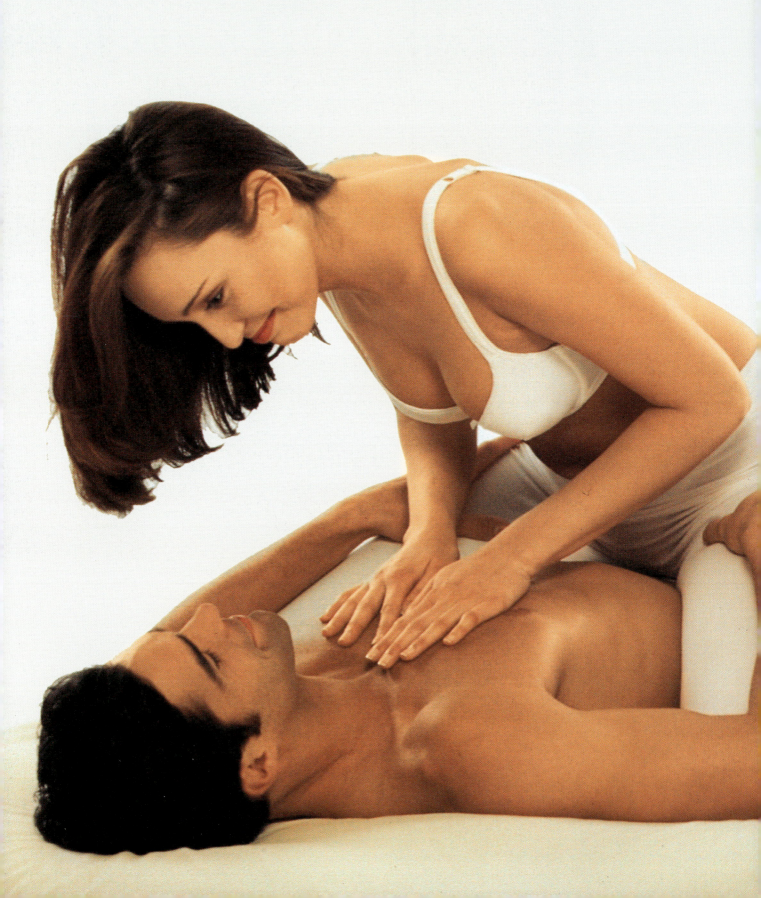

MASSAGE UND WIRKUNG

Der Körper ist eine Einheit! So kann schlechtes Schuhwerk zum Beispiel zu einer falschen Körperstatik führen, die Kopfschmerzen oder sogar Herzprobleme auslöst. Andersherum verhält es sich auch mit einer Massage: Sie entfaltet ihre positiven Wirkungen ganzheitlich über den Blutkreislauf, das Lymphsystem und die Nerven.

WIRKUNG
DURCHBLUTUNG

Unaufhörlich, etwa 60 Mal pro Minute, pumpt unser Herz Blut in den Körper – 86.400 Mal am Tag, das heißt 32 Millionen Mal im Jahr und mehr als 2,4 Milliarden Mal in einem 75 Jahre währenden Leben. Über die Arterien gelangt das Blut in Haut, Muskeln und innere Organe, über die Venen wieder zurück, um in den Lungen mit Sauerstoff aufgetankt zu werden. Nebenbei nimmt es Nährstoffe auf, bringt sie zur Leber, lädt hier die gerade benötigten Bausteine auf – und, und, und …
Natürlich transportiert das Blut nicht nur Sauerstoff und Bausteine, sondern auch Hormone aus inneren Drüsen wie der Schilddrüse – und auch die Zellen unseres Immunabwehrsystems müssen über diesen Transportweg überallhin, zu jeder Zelle im Körper gelangen. So ist es nur logisch, dass unser Körper ohne ein gut funktionierendes Blutkreislaufsystem Mangel leiden muss und auf Dauer krank wird.

AB UND ZU EINE MASSAGE

Natürlich wissen wir alle, dass ausreichende körperliche Bewegung, viel frische Luft und eine gesunde Ernährung notwendig sind – dann klappt es auch mit dem Blutkreislauf. Doch eine gute Massage kann dazu eine Menge beitragen. Sie ist sogar dann wichtig, wenn wir sehr viel Bewegung – zum Beispiel beim Sport – haben. In diesem Fall hilft sie, den Körper schneller wieder in den optimal leistungs-

AUFBAU DER HAUT

ORGANSYSTEM HAUT..........
.......*Schutz vor der Außenwelt*

Damit sich die Haut ständig erneuern kann, benötigt sie eine gute Blutversorgung. Dafür, aber auch für eine ausreichende Stimulation der Hautnerven, sorgt die Massage.

Massage und Wirkung

FREIE FAHRT IN DEN ADERN

fähigen Zustand zu versetzen. Bei zu wenig Bewegung – zum Beispiel durch Krankheit – ist sie ebenso notwendig, um überhaupt alle Organe mit der nötigen Menge an Sauerstoff und Nährstoffen zu versorgen. Natürlich profitiert von einer Massage aber auch jeder, der nur mittelmäßig viel Sport treibt. Mit anderen Worten: Eine gute Massage ist für jeden und in jeder Lebenslage wichtig.

BLUT MARSCH!

Wie aber soll eine scheinbar so passive Handlung wie das »Erdulden« einer Massage eigentlich die Durchblutung verbessern? Wenn Sie an irgendeiner Stelle Ihres Körpers mit ein wenig Druck reiben, werden Sie feststellen, dass dieser Bereich binnen weniger Sekunden rot, das heißt stärker durchblutet wird. Der Grund, etwas vereinfacht dargestellt, ist folgender: Die Haut – ebenso wie Muskeln und andere Organe – ist durchzogen von einem Geflecht winziger Arterien und Venen, den so genannten Kapillaren. Ist der Körper nicht aktiv, also nicht gerade mit einem Dauerlauf, körperlich anstrengender Arbeit oder Aerobic-Übungen beschäftigt, sind etwa 15 Prozent dieser feinsten Äderchen im wahrsten Sinn des Wortes stillgelegt – sie werden nicht gebraucht und sind daher nicht durchblutet.
Wenn Sie sich massieren oder massiert werden, setzen die Zellen in den betroffenen Regionen allein aufgrund des mechanischen Drucks verschiedene Gewebshormone frei. Diese Hormone geben ein Signal an die umliegenden kleinen Blutgefäße: Aufmachen, Blut fließen lassen! Dadurch werden die zuvor brachliegenden Kapillaren geöffnet und von Blut durchströmt. Die betroffenen Hautbereiche – bei stärkerem Druck auch die Muskeln – werden dann so gut es überhaupt geht – mit Sauerstoff und Nährstoffen versorgt. Es handelt sich dabei übrigens um dieselbe Reaktion, die auftritt, wenn Sie sich irgendwo gestoßen haben: Der Körper geht in diesem Fall davon aus, dass hier Gewebe repariert werden muss. Um das zu bewerkstelligen, müssen natürlich alle »Bautrupps« so schnell wie möglich angeliefert werden können. Bei einer Wunde sind das die blutstillenden Blutkörperchen (Thrombozyten), die Abwehrzellen (gegen mögliche Infektionen) und sämtliche Nährstoffe für den Neubau von Zellen. Nur wird bei einer Massage natürlich kein Gewebe zerstört. Die Massage bringt also die positiven Effekte – allen voran die verbesserte Nährstoffversorgung – ohne dass diese im Moment zwingend notwendig wären.

IMMER IN RICHTUNG HERZ

Die Versorgung funktioniert allerdings nur dann optimal, wenn nicht nur mehr Blut in die massierten Bereiche einströmt, sondern auch mehr wieder abtransportiert wird. Das ist in Sachen Durchblutungssteigerung der zweite wichtige Effekt einer Massage: Auch der abführende Blutstrom durch die Venen wird deutlich verbessert. Dies jedoch nur in vollem Maß, wenn die Massage in die richtige Richtung, nämlich zum Herzen hin erfolgt.

WIRKUNG
LYMPHGEFÄSSE

Es gibt noch einen weiteren Grund, warum die Massage herzwärts erfolgen muss – weil nur so die so genannte Lymphe in Schwung gebracht wird. Was aber ist die Lymphe? Sie alle haben es vermutlich bereits selbst erlebt, dass die Lymphknoten am Hals, in der Achselhöhle oder in der Leiste geschwollen waren. Das ist immer dann der Fall, wenn im Körper eine schwerere Entzündung tobt. Kein Wunder, sind doch die Lymphknoten in den genannten Bereichen jene Stationen, wo der gesamte Entzündungsmüll hintransportiert wird, um ein für alle Mal in seine Grundbausteine zerlegt zu werden.

Unser gesamter Körper ist durchzogen von einem Leitungssystem, das größtenteils parallel zu den Blutgefäßen verläuft, seinen Inhalt jedoch viel, viel langsamer transportiert.

MOTOR DER LYMPHE

Die langsame Geschwindigkeit des Lymphtransports rührt daher, dass unser Lymphsystem keine zentrale Pumpstation besitzt – so wie zum Beispiel die Blutgefäße das Herz. Es ist vielmehr darauf angewiesen, dass sein Inhalt durch Muskelbewegungen zu den Lymphknoten transportiert wird. Dass er dort ankommt, ist aber von zentraler Wichtigkeit. Denn das gesamte Lymphsystem ist gewissermaßen der Müllschlucker unseres Körpers, mit den Lymphknoten als Müllverbrennungsanlage. Ständig fallen im Körper Abfallstoffe an – weil Zellen ihr »Verfallsdatum« überschritten haben oder weil sich irgendwo Viren, Bakterien oder sonstige unliebsame Eindringlinge Eintritt verschafft haben. Dieser ganze Abfall wird von bestimmten Zellen unseres Immunsystems (vor allem den so genannten Fresszellen) verschluckt und über das Lymphsystem zu den Lymphknoten in Hals, Achseln und Leisten gebracht, wo er vernichtet wird.

TAXI LYMPHSYSTEM

Ein kleines Beispiel: Nehmen wir an, Sie hätten sich beim Barfußlaufen im Garten einen Splitter in den Fuß getreten. Dabei gehen Zellen zu Grunde, die sofort mittels hormonähnlicher Botenstoffe die Blutzufuhr in dem betroffenen Bereich erhöhen und Helfer in Form anderer Abwehrzellen herbeirufen. Nehmen wir an, Sie hätten den Splitter mit einer Pinzette entfernen können. Dennoch sind mit ihm Bakterien in die Haut eingedrungen, die nun von den Fresszellen verschluckt und verdaut werden. Doch die Fresszellen haben eine zu ihrem Namen passende Eigenschaft: Sie überfressen sich gern. Dann müssen sie sich gewissermaßen eine Fähre nehmen, denn schwimmen können sie in diesem Zustand nicht mehr. Kein Problem, die Fähre steht überall in Form der Lymphgefäße bereit, die unser

Massage und Wirkung

WEG MIT DEM ZELLMÜLL

gesamtes Gewebe durchziehen. Sind die verfressenen Gesellen erst einmal in ihrem »Taxi«, brauchen sie sich nur noch treiben zu lassen. Die Muskeln pumpen nämlich die vollgefressenen Gesellen langsam in Richtung Leistengegend. Zurück können sie nicht. Dies verhindert ein System von Ventilen – ähnlich den Venenklappen –, die sie zwar vorwärts, nicht aber rückwärts rutschen lassen. Und hat das Taxi Lymphsystem seine Fahrgäste schließlich in den Lymphknoten abgesetzt, ist für sie im wahrsten Sinn des Wortes Endstation – alles wird zerlegt.

DIE LYMPHE IN SCHWUNG BRINGEN

Das ist auch einer der Gründe, warum körperliche Bewegung so wichtig ist. Doch nicht immer bewegen wir uns ausreichend. Und manchmal fesselt uns auch eine Krankheit ans Bett. In diesen Fällen können wir das Lymphsystem auch mittels Massage wieder auf Vordermann bringen. Denn das, was die Muskeln leisten, lässt sich ebenso gut durch gezielte Handbewegungen erreichen. So fördert eine korrekt ausgeführte Massage den Lymphstrom und sorgt dafür, dass der Zellmüll schneller entsorgt wird.

LYMPHSYSTEM

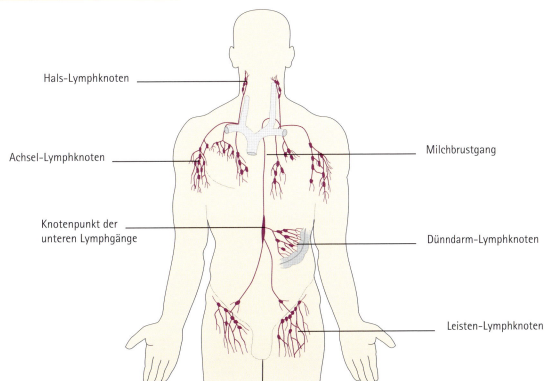

- Hals-Lymphknoten
- Achsel-Lymphknoten
- Knotenpunkt der unteren Lymphgänge
- Milchbrustgang
- Dünndarm-Lymphknoten
- Leisten-Lymphknoten

DRAINAGEKANÄLE............ *Alles im Fluss?*

Unser Körper ist durchzogen von einem Geflecht feiner Kanäle – den Lymphbahnen. Sie alle enden in den ihnen am nächsten liegenden Lymphknoten, wo ihre »Fracht« – Gewebsflüssigkeit, abgestorbene Zellen und Krankheitskeime – entsorgt werden. Massage bringt die Lyphflüssigkeit in Schwung und fördert den Abtransport von Zellmüll.

WIRKUNG
MUSKELN

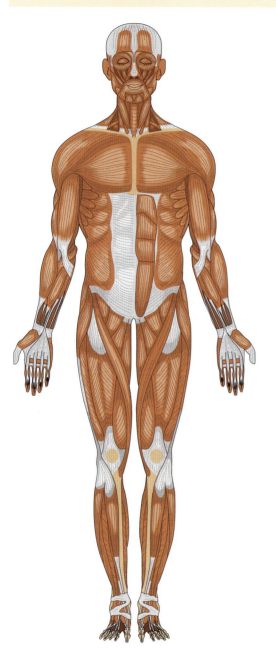

MUSKELAUFBAU VORNE

MUSKELPAKETE .... *Wo die Power herkommt*

Unsere Muskeln verleihen dem Skelett die Fähigkeit zur Bewegung und stabilisieren es. Doch der Muskelapparat kann auch über- oder unterfordert werden. Gezielte Massagen bringen die Muskeln dann wieder in Schwung.

Der gesunde Muskel befindet sich in einem ständigen leichten Spannungszustand, genannt Muskeltonus. In diesem Zustand ist er voll funktionsfähig und kann jederzeit durch Nervenimpulse blitzschnell zum Zusammenziehen (Kontrahieren) gebracht werden. Diese normale Anspannung aber kann durch zu starke Belastung – aber auch durch Kälte, Angst, Stress und Ähnliches – überhöht (hyperton) oder durch Unterforderung – etwa nach einer Operation oder sonstigen Erkrankungen – zu schwach (hypoton) sein. In beiden Zuständen, sowohl Hyper- wie Hypotonus, kann der Muskel nicht seine volle Leistung bringen.

Ein Hypertonus – also im Extremfall eine verkrampfte Muskulatur – kann sogar Schmerzen bereiten, weil dadurch die Blutversorgung des Muskels gestört wird und schmerzauslösende Substanzen freigesetzt werden. Oder auch, weil andere Muskeln gegenhalten müssen und dadurch überlastet werden. Darüber hinaus benötigt der Muskel in diesem Zustand stärkere Nervenimpulse, um überhaupt noch anzusprechen – alles in allem also ein wenig wünschenswerter Zustand.

MESSFÜHLER ERSTATTEN BERICHT

In unseren Muskeln sitzen jeweils zwischen 40 und 200 kleine Sinnesorgane – so genannte Muskelspindeln –, die den aktuellen Spannungszustand der Muskulatur ständig an das Gehirn melden. Man kann sie sich als kleine Federn vorstellen, die bei einem kontrahierten Muskel ebenfalls zusammengezogen, im gedehnten Zustand ebenfalls gedehnt sind und sich im Normalzustand des Muskeltonus in

VERSPANNUNGEN ADE

ihrer normalen Position befinden. Im Regelfall wird auf Basis dieser Rückkopplung mit dem Gehirn der Spannungszustand der Muskeln ständig den Erfordernissen angepasst. Diese Steuerung aber kann aus dem Ruder laufen. Dann nämlich, wenn der Muskel für eine gewisse Zeit über- oder unterfordert wird. Bezogen auf die Muskelspindeln bedeutet das, dass sie so stark zusammengezogen bzw. gedehnt sind, dass sie nicht mehr funktionieren.

STRETCHING UND DEHNENDE MASSAGEGRIFFE

Um den überforderten Muskel wieder in seine optimale Arbeitsspannung zurückzuversetzen, sind zwei Maßnahmen geeignet, die am besten beide durchgeführt werden: Stretching-Übungen und dehnende Massagegriffe. In beiden Fällen nämlich werden die Muskelspindeln auseinander gezogen, gewissermaßen enthakt. Plötzlich melden sie auch wieder die korrekten Werte ans Gehirn, so dass es die normale Spannung des Muskels wieder herstellen kann. Nebenbei sorgt die Massage noch dafür, dass der überlastete und dadurch übersäuerte Muskel seine Stoffwechselschlacken schneller abtransportieren und sich somit rascher erholen kann.

KLOPFEN UND HACKEN

Unterforderte Muskeln treten vor allem bei Menschen auf, die längere Zeit liegen müssen, oder bei Jugendlichen, die bestimmte Muskelgruppen nicht fordern. In solchen Fällen sind nicht dehnende, sondern klopfende und hackende Massagegriffe nötig, die den Muskelspindeln zeigen, wie es normalerweise sein müsste – nämlich etwas kontrahierter.

MUSKELAUFBAU HINTEN

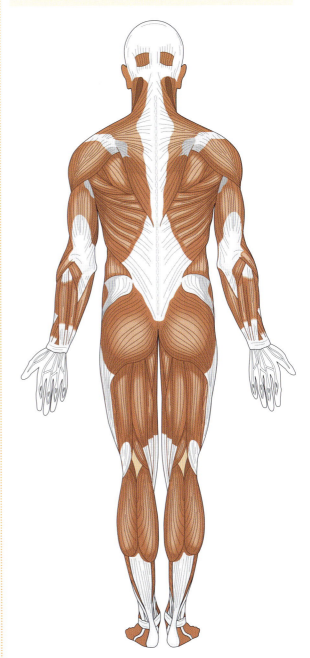

PROBLEMBEREICHE .... *Mal wieder verhärtet?*

Besonders im Schulter- und im Nackenbereich neigen die Muskeln zu schmerzhaften Verspannungen. Zudem sind die Rückenmuskeln oft unterentwickelt. Auch in diesem Fall können Massagen wahre Wunder wirken.

Massage und Wirkung

WIRKUNG
INNERE ORGANE

Über die Wirkungen auf Blutgefäße, Lymphsystem und Muskulatur hinaus gibt es aber noch einen weiteren, mindestens ebenso wichtigen Effekt der Massage: den auf unsere inneren Organe.

In der frühesten Entwicklung des Menschen, noch als Embryo im Mutterleib, entstehen reflektorische – das heißt unwillkürliche, nicht bewusst steuerbare – Nervenverbindungen zwischen Haut, Muskeln, inneren Organen und dem Rückenmark, das zum Gehirn führt. Dabei sind jeweils bestimmte Hautbereiche mit den darunter liegenden Muskeln ganz bestimmten inneren Organen zugeordnet, je nachdem, in welcher Höhe der Wirbelsäule die entsprechenden Nervenbündel zur Versorgung dieser Region aus dem Rückenmark austreten.

Als Erster erkannte Sir Henry Head (1861–1940) diesen Zusammenhang. Nach ihm wurden diese Hautsegmente dann auch »Headsche Zonen« genannt. Diese Zonen sind in zweierlei Hinsicht interessant. Zum einen kann der erfahrene Massagetherapeut am Zustand von Haut und Muskeln in bestimmten Segmenten gewisse Rückschlüsse auf den Zustand der angekoppelten inneren Organe – zum Beispiel des Herzens, der Leber, der Nieren usw. – ziehen. Liegen hier nämlich irgendwelche Störungen vor, so können – nicht müssen – sie sich auch in Haut und Muskeln widerspiegeln. Zum anderen kann der Masseur diese Organe über eine entsprechende Massage ganz gezielt beeinflussen. Denn eine aktivierende Massage der Haut- und Muskelsegmente bewirkt eine Durchblutungssteigerung und damit eine bessere Versorgung mit Sauerstoff und Nährstoffen auch in den zugehörigen inneren Organen. Gerade für uns moderne Menschen mit einer oft sitzenden Tätigkeit ist besonders wichtig: Ständige muskuläre Verspannungen in bestimmten Körpersegmenten können – wenn sie über längere Zeit bestehen – in den zugehörigen inneren Organen zu Störungen führen. So haben etwa Herzstörungen ihre Ursache möglicherweise darin, dass wir auf dem falschen Stuhl sitzen, wodurch bestimmte Muskelgruppen ständig übermäßig angespannt sind. Über die reflektorischen Nervenverbindungen wird in der Folge dann auch die Funktion des Herzens oder anderer Organe in Mitleidenschaft gezogen.

DER EINFLUSS NACH INNEN

Natürlich sollten Sie sich spätestens dann, wenn Beschwerden aufgetreten sind, einen besseren Stuhl besorgen und sich beim Sitzen aufrecht halten. Doch die Massage kann hier zusätzlich für Linderung und Abhilfe sorgen, zumal Symptome an den inneren Organen noch längere Zeit nach dem Auflösen der Muskelverspannungen anhalten können. In diesem Fall wird die Massage nicht nur dazu dienen, die Verkrampfungen zu lösen, sondern durch den vermehrten Blutzustrom in das jeweilige Organ neben anderen Maßnahmen, wie zum Beispiel Medikamenten,

NERVENVERBINDUNGEN

zur Gesundung beitragen. Die nervlichen Verschaltungen, die zu den genannten Wirkungen führen, sind noch nicht bis in alle Einzelheiten erforscht. Als wissenschaftlich gesichert kann jedoch gelten, dass ein Zusammenhang besteht, und dass Massagen – ebenso wie übrigens kalte oder warme Wadenwickel – einen ganz erheblichen Einfluss auf die inneren Organe des Körpers haben.

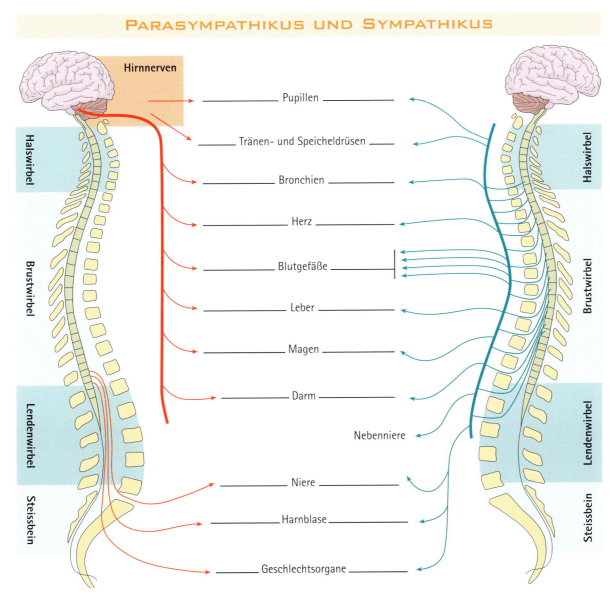

NERVENGEFLECHTE........ *Mal aktiv, mal passiv*

Zwischen den einzelnen Wirbeln unserer Wirbelsäule treten Nerven aus, die unsere inneren Organe mit »Strom« versorgen. Dieses so genannte vegetative Nervensystem teilt sich in den Sympathikus und den Parasympathikus, die beide – je nachdem, für welches Organ sie jeweils zuständig sind – aktivierend und hemmend wirken.

WIRKUNG
ZUSAMMENFASSUNG

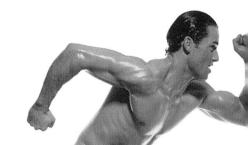

Die Wirkung auf einen Blick

Wer an Massage denkt, dem fällt gewiss zunächst einmal die Wirkung auf verspannte Muskeln ein. Kein Wunder eigentlich, sehen wir doch bei Sportveranstaltungen oft genug, wie der Masseur die verkrampfte Muskulatur der Sportler wieder weich knetet, um den Fußballer für die nächste Halbzeit, den Boxer für die nächste Runde oder den Leichtathleten für die nächste Disziplin fit zu machen. Doch Massagen können viel mehr als nur das. Im Wesentlichen erstreckt sich die Wirkung auf vier Bereiche: die bereits erwähnte Muskulatur, die Blutversorgung, den Lymphfluss sowie die inneren Organe. Hier nun noch einmal die Kurzfassung dessen, was Sie ausführlich auf den vorangegangenen Seiten gelesen haben.

MUSKULATUR UND DURCHBLUTUNG

- *Muskulatur:* Massagen können sowohl eine verspannte (hypertone) als auch eine unterforderte (hypotone) Muskulatur wieder ins Gleichgewicht und damit in einen funktionsfähigen Zustand bringen. Dabei gilt, dass dehnende Griffe nach übermäßigen Anstrengungen das Richtige sind, klopfende und hackende Griffe dagegen bei vernachlässigter bzw. unterforderter Muskulatur.
- *Blutversorgung:* Massagen verbessern den Zustrom frischen Bluts in den behandelten Bereichen – sowohl in der Haut als auch bei tieferen Griffen in der Muskulatur – und sorgen so für eine optimale Versorgung der Zellen mit Sauerstoff, Nährstoffen, Zellen des Immunsystems und hormonellen Botenstoffen. Allerdings geschieht dies nur dann in optimaler Weise, wenn die Massage in Herzrichtung erfolgt, weil nur mit dieser Massagerichtung auch der Rückstrom des Blutes verbessert wird.

IMMUNABWEHR UND INNERE ORGANE

- *Lymphsystem:* Normalerweise wird die Lymphflüssigkeit durch die Bewegung unserer Muskeln zu den Lymphknoten – den »Müllschluckern« des Körpers – transportiert. In Zeiten, in denen wir uns nicht ausreichend bewegen können, etwa bei einem Klinikaufenthalt, kann eine spezielle Form der Massage – die so genannte manuelle Lymphdrainage – dafür sorgen, dass für den Organismus schädliche Stoffe – abgestorbene Zellen, Bakterien, Viren etc. – schneller beseitigt werden.
- *Innere Organe:* Zwischen Haut, Muskeln und inneren Organen wie Herz, Darm oder Nieren bestehen reflektorische, also nicht willentlich steuerbare Nervenverbindungen, wobei jeweils bestimmte Hautbereiche – die so genannten Headschen Zonen (siehe Illustration auf der rechten Seite) – mit ganz bestimmten Organen gekoppelt sind. Eine Massage dieser Headschen Zonen führt deshalb nicht nur lokal zu einer besseren Versorgung mit Nährstoffen und Sauerstoff, sondern auch zu einer merklichen Funktionssteigerung der zugehörigen inneren Organe.

VERBINDUNG : HAUT – ORGANE

HEADSCHE ZONEN

Wenn Sie als Kind Bauchweh hatten, hat Ihre Mutter Ihnen vielleicht einen warmen Umschlag auf den Bauch gelegt. Das war vollkommen richtig und hat sicher ein wenig geholfen. Kein Wunder, sind doch bestimmte Hautareale am Bauch über reflektorische Nervenverbindungen direkt mit den Därmen verbunden. Doch es gibt am Körper noch weitere dieser so genannten Headschen Zonen (siehe Illustration unten). Schmerzen in diesen Zonen können auf Organstörungen hindeuten. Beachten Sie bitte insbesondere die Herzzone – wenn es hier weh tut, sollten Sie unbedingt zum Arzt gehen.

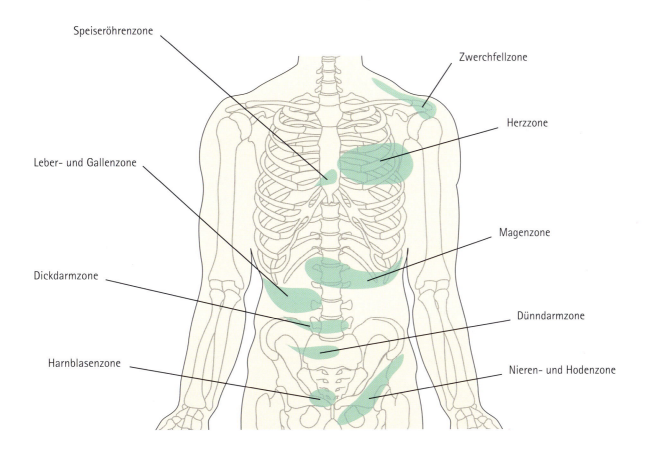

DIREKTE BEEINFLUSSUNG ...... *Wo tut's denn weh?*

Alle unsere inneren Organe sind nervlich mit ganz bestimmten Hautarealen – den so genannten Headschen Zonen – verschaltet. Tauchen in diesen Hautarealen Schmerzen auf, so kann es durchaus sein, dass etwas mit dem zugehörigen Organ nicht stimmt. Umgekehrt lassen sich unsere inneren Organe aber auch über diese Hautzonen beeinflussen – zum Beispiel mit einer Massage oder heißen bzw. kalten Wickeln.

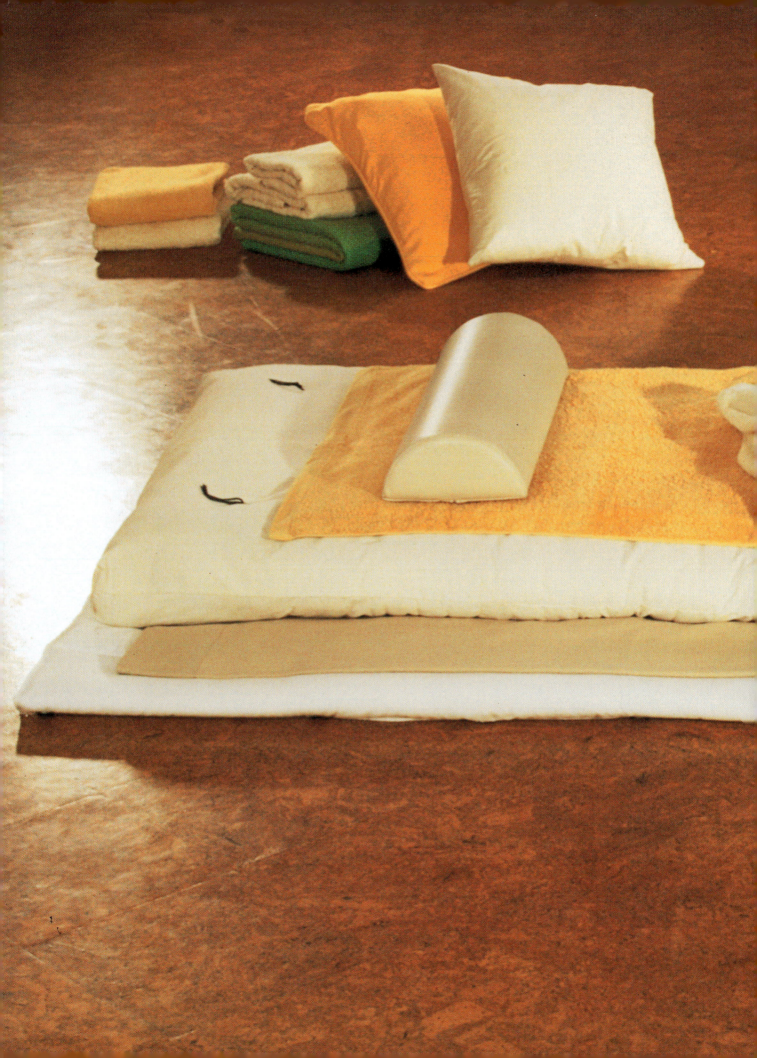

BASICS

Angenommen, Sie sind noch nie Ski gelaufen und möchten es gern ausprobieren. Kaufen Sie gleich eine Ausrüstung für einige tausend Euro, oder leihen Sie sich diese zunächst? Ähnlich verhält es sich auch mit der Massage. Was Sie dafür brauchen, haben Sie bereits. Wichtig ist nur, dass Sie es richtig einzusetzen wissen. Und falls Sie später feststellen, dass sich aus Ihren ersten Gehversuchen so etwas wie eine Leidenschaft entwickelt hat, können Sie sich immer noch eine Profiausrüstung zulegen.

BETT, LIEGE ODER FUSSBODEN?

Ein professioneller Masseur verwendet eine Massageliege, die er auf seine Hüfthöhe einstellen kann – eventuell mit einer Vertiefung für das Gesicht des Massierten, sowie spezielle Polster für Nacken, Knie und Bauch. Masseure, die in manchen Firmen zwischendurch entspannende Massagen durchführen, benutzen dafür oft zusammenklappbare Massagestühle, die jedoch nicht für eine Ganzkörpermassage geeignet sind. Natürlich müssen Sie am Anfang keine derartige Investition tätigen – je nach Ausführung kosten Liege bzw. Stuhl zwischen 200 und 4.000 Euro. Vielleicht werden Sie im Lauf der Zeit ganz von allein auf die Idee kommen, sich das Ganze etwas bequemer zu machen – so Sie Spaß daran finden und die Vorteile des Massierens und Massiertwerdens schätzen lernen.

FÜR DEN ANFANG

Der Fußboden tut es genauso gut – oder das Bett, allerdings mit einer gewissen Einschränkung: Das Bett taugt nur dann, wenn es sich nicht um eine weiche Federkernmatratze handelt. Ist die Unterlage nämlich zu weich, geht die Kraft Ihrer Massagegriffe in der Unterlage verloren. Und das wäre doch schade, oder? Zudem müssen Sie bedenken, dass Sie zum Massierten von allen Seiten ungehinderten Zugang haben müssen – was in einem engen Bett, das womöglich an der Wand steht, gewiss nicht der Fall ist. Steht das Bett dagegen von allen Seiten zugänglich im Raum, hat es obendrein eine festere Matratze – beispielsweise ein Futon oder eine feste Latexmatratze –, so können Sie die Massage auch auf dem Bett durchführen. Ansonsten sollten Sie doch besser den Fußboden nehmen. Ein stabiler, ausreichend großer Tisch, der Ihnen als Masseur bis zur Hüfte reicht, wäre natürlich noch besser – nur wer hat sowas schon?

Natürlich reicht der Teppich (oder Tisch) als Unterlage allein nicht aus. Sie brauchen noch etwas Weicheres – zwei Schlafsäcke, eine dünne (etwa acht Zentimeter starke) Schaumstoffunterlage, eine Gymnastikunterlage oder etwas Ähnliches. Ihrer Phantasie sind dabei eigentlich keine Grenzen gesetzt. Für den Fußboden gilt dabei: Die Unterlage sollte nach Möglichkeit zu allen Seiten des Massierten mindestens 30 Zentimeter überstehen – Ihre Knie werden es Ihnen später danken. Zusätzlich benötigen Sie zwei oder mehr Kissen – zum Abpolstern von Nacken und Knien bzw. des Bauchs – sowie ein altes Bettlaken oder große Handtücher als Schutz vor dem Massageöl.

RUHE UND WOHLIGE WÄRME

Damit die Massage für den Massierten aber tatsächlich zu einem unvergesslichen Genuss wird, sind noch ein paar Vorbereitungen wichtig. Die Raumtemperatur sollte mindestens 22, besser noch 25 Grad oder mehr betragen – nur so kann sich der Massierte wirklich entspannen, wenn größere Hautbereiche bloßliegen. Und natürlich sollten Sie in einem ruhigen Raum massieren – oder können Sie sich vorstellen, dass Sie sich neben einem Presslufthammer oder auch nur einem tropfenden Wasserhahn einer Massage ganz hingeben können? Machen Sie Nägel mit Köpfen: Stellen Sie am besten auch das Telefon und die Hausklingel ab.

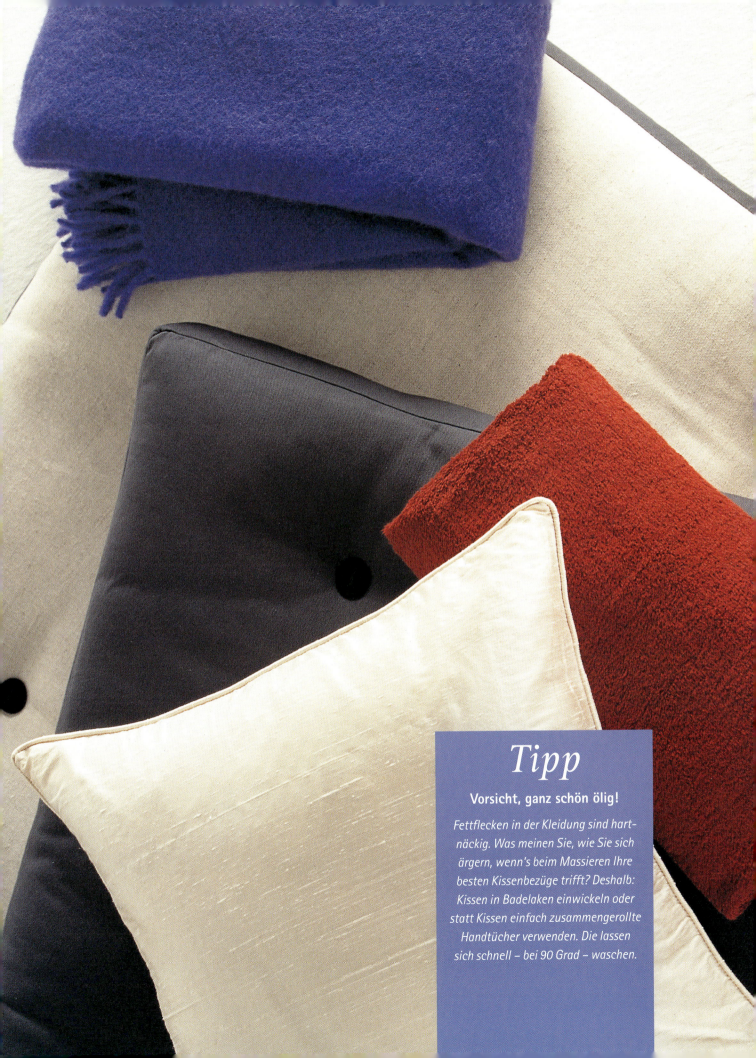

Tipp

Vorsicht, ganz schön ölig!

Fettflecken in der Kleidung sind hartnäckig. Was meinen Sie, wie Sie sich ärgern, wenn's beim Massieren Ihre besten Kissenbezüge trifft? Deshalb: Kissen in Badelaken einwickeln oder statt Kissen einfach zusammengerollte Handtücher verwenden. Die lassen sich schnell – bei 90 Grad – waschen.

BASICS
ÖL, LOTION UND CREME

Ob Sie Öl, eine Lotion oder eine Creme für die Massage verwenden, hängt davon ab, welche Massageart Sie wählen. Wollen Sie »nur« das Gesicht, die Füße oder die Hände massieren, können Sie ebenso gut eine Gesichtscreme oder auch Gesichtslotion verwenden. Bei einer Gesichtsmassage ist es wichtig, dass Sie mit nicht zu starkem Druck und ohne irgendwo »festzuhaken« sanft über die Haut streichen können. Bei einer Fußmassage kommt es hingegen darauf an, dass Sie punktuell, aber auch auf größeren Flächen stärkeren Druck ausüben können, ohne ins Stocken zu geraten. Cremes sind hierfür erfahrungsgemäß zu wenig »schmierend«. Öl dagegen würde Ihre Finger zu stark gleiten lassen, was den gezielten Druck erschwert. Versuchen Sie es an den Füßen mal mit einer Körperlotion. Beides – Cremes und Lotion – werden Sie sicher in Ihrem Haushalt haben, so dass Sie deshalb keine Neuanschaffung tätigen müssen.

SALAT- ODER BABYÖL – ALLES IST ERLAUBT

Anders verhält es sich allerdings, wenn Sie eine Ganzkörpermassage machen wollen. In diesem Fall brauchen Sie unbedingt ein Öl. Creme oder Lotion hemmen zu stark bzw. ziehen zu schnell in die Haut ein. Und was das Öl angeht, so ist im Prinzip nur eines untersagt: Motorenöl. Ansonsten können Sie alles verwenden – angefangen beim eigens dafür hergestellten Massageöl (Apotheken, Reformhäuser, Drogerien etc.) über Pflanzenöle, die Sie normalerweise für den Salat benutzen, bis hin zu Babyöl. Für Ihre ersten Versuche in Sachen Massage sollten Sie deshalb eigentlich alles parat haben.

Eigens für diesen Zweck hergestellte Öle haben natürlich ihre Vorteile – und wenn Sie nun öfter massieren wollen, werden Sie diese gewiss irgendwann nutzen wollen. Massageöle enthalten nämlich zusätzlich ätherische Pflanzenöle wie Lavendel, Rosmarin, Wacholder o. Ä., die jeweils ganz spezifische Wirkungen haben. Sie können beruhigend, aufmunternd, durchblutungsfördernd usw. sein, und sie riechen in der Regel angenehmer.

Wenn Sie also spezielle Ziele verfolgen – und Willens sind, etwas mehr Geld auszugeben – können Sie auf fertige Produkte zurückgreifen oder Sie sich auch selbst zusammenmischen (siehe Seite 28 ff.). Übrigens: Wenn Sie die Gesichts- und Fußmassage im Zug der Ganzkörpermassage machen, müssen Sie deshalb nicht extra auf ein anderes »Schmiermittel« wie Creme oder Lotion zurückgreifen. Meist reicht es aus, mit dem zu arbeiten, was Sie zu diesem Zeitpunkt an Öl an den Händen haben. Es sollte nur nicht zu viel sein – im Gesicht ruhig etwas mehr, unbedingt weniger aber an den Füßen. Und noch etwas: Ihre Fingernägel dürfen nicht zu lang sein. Warum? Das fragen Sie nicht im Ernst!

Basics

ÖL VORWÄRMEN

WAS KALT IST, IST VERBOTEN

Wichtiger noch als die Wahl des Öls ist seine Temperatur. Dass der Massierende warme Hände braucht, ist eigentlich selbstverständlich – eventuell die Hände vorher kneten oder unter einen warmen Wasserhahn halten. Gut aber ist es zusätzlich, wenn auch das Öl zuvor auf Hauttemperatur erwärmt wurde: Erwärmen Sie eine Tasse mit Öl in einem Kochtopf mit warmem Wasser oder stellen Sie im Winter eine Tasse mit Öl auf die Heizung.

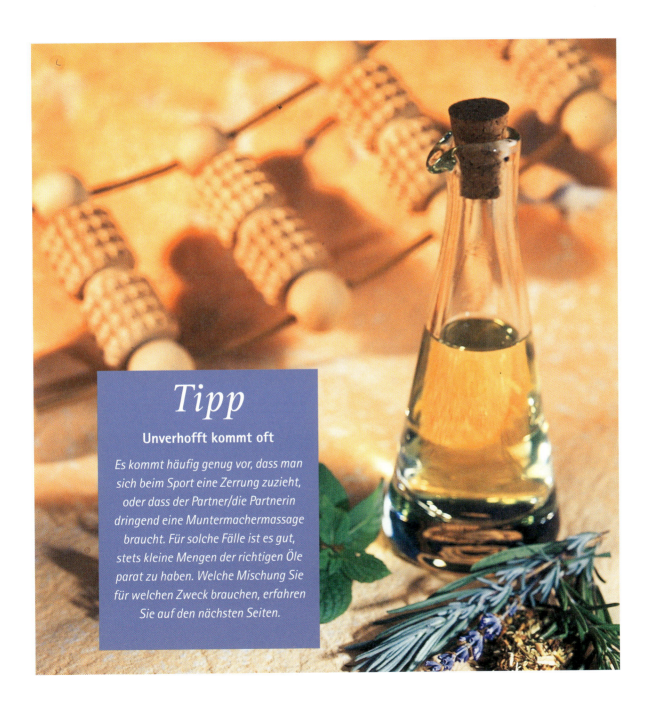

Tipp
Unverhofft kommt oft

Es kommt häufig genug vor, dass man sich beim Sport eine Zerrung zuzieht, oder dass der Partner/die Partnerin dringend eine Muntermachermassage braucht. Für solche Fälle ist es gut, stets kleine Mengen der richtigen Öle parat zu haben. Welche Mischung Sie für welchen Zweck brauchen, erfahren Sie auf den nächsten Seiten.

BASICS
ÖLE SELBST HERSTELLEN

Die wichtigsten Effekte der verschiedenen Aromaöle sind wohl die zusätzliche Durchblutungssteigerung sowie die psychische Beruhigung oder Anregung. Zunächst einmal aber benötigen Sie ein Basisöl, denn von den ätherischen Ölen brauchen Sie immer nur ein paar Tropfen, vom Basisöl aber eine ganze Menge. Auch in Sachen Basisöl haben Sie die Qual der Wahl – geeignet sind Avocado-, Aprikosenkern-, Distel-, Erdnuss-, Jojoba-, Maiskeim-, Mandel-, Oliven-, Sesam-, Soja-, Sonnenblumenkern-, Traubenkern- und Weizenkeimöl.

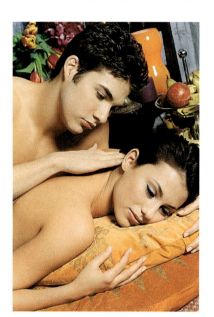

Und weil es eine nahezu unüberschaubare Vielzahl von ätherischen Ölen gibt, über die Sie sich in speziellen Büchern informieren können, hier nur eine kleine Auswahl der gebräuchlichsten Aromaöle:

Rosmarin (Rosmarinus officinalis) ist das wohl am stärksten anregende Aromaöl, genau das Richtige für alle, die unter niedrigem Blutdruck leiden oder nur schwer aus dem Bett kommen. Es ist besonders gut geeignet für eine Entmüdungsmassage nach dem Sport, bei Muskelschmerzen (zum Beispiel Nackenverspannung) oder nach einem anstrengenden Arbeitstag, um fit zu werden für den Feierabend. Rosmarinöl kostet etwa 7 Euro für zehn Milliliter.

Melissenöl (Melissa officinalis) ist den meisten von uns bekannt wegen seiner sanft entspannenden und schlaffördernden Wirkung in Teemischungen und Badezusätzen. Dieselbe Wirkung entfaltet auch ein Massageöl mit Melissenölzusatz. Melissenöl ist zwar ungiftig, kann jedoch in größeren Mengen auf der Haut Reizungen und allergische Zustände auslösen – nehmen Sie deshalb in Ihrer Mischung nur kleine Mengen (nicht mehr als ein Prozent!).
Kosten: etwa 8 Euro für zehn Milliliter.

Zypressenöl (Cupressus sempervirens) ist als Duftnote in zahlreichen Aftershaves und Parfüms enthalten. Auf die Haut aufgetragen – also auch in Form eines Massageöls – hält es lästige Insekten

AROMAÖLE

fern, wirkt gegen fettige Haut und gegen unangenehmes übermäßiges Schwitzen. Zudem unterstützt es die Massage in vielerlei Hinsicht: Es hilft bei Muskelkrämpfen, Wasseransammlungen (Ödemen) im Gewebe, Rheuma, Cellulite und bei schlechter Durchblutung. Auch auf die Atemwege hat das Zypressenöl eine besonders positive Wirkung: Es hilft bei Asthma, Bronchitis und bei Hustenanfällen. Kosten: etwa 7 Euro für zehn Milliliter.

Jasminöl (Jasminum officinale) ist schon seines angenehmen Dufts wegen ein hervorragender Zusatz zu Ihrem Massageöl. Darüber hinaus beruhigt es auf sanfte Weise, hilft bei gereizter Haut, verringert die Narbenbildung bei Wunden und lässt Verstauchungen und Muskelkrämpfe schneller heilen. Kostenpunkt: etwa 7 Euro für zehn Milliliter.

Wacholderöl (Juniperus communis) ist in vielen Fertigmischungen von Massageölen enthalten, findet sich aber auch in Badezusätzen. Kein Wunder, weckt doch Wacholder in idealer Weise die Lebensgeister, wenn wir mal so richtig müde und kaputt sind. Wacholder beseitigt Stress und innere Unruhe und bringt auch überstrapazierte Muskeln wieder auf Vordermann. Das Öl ist an sich ungiftig, kann jedoch bei hautempfindlichen Menschen Reizungen hervorrufen. Kostenpunkt für zehn Milliliter: etwa 9 Euro.

Lavendelöl (Lavandula angustifolia) gehört zu den besonders beruhigenden Aromaölen und sollte deshalb am besten nur am Abend benutzt werden, wenn es anschließend direkt ins Bett geht. Zudem lindert eine Massage mit einem Lavendelölgemisch Kopfschmerzen, wirkt krampflösend und hilft bei Hautreizungen und Hautentzündungen.

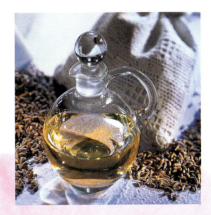

Kostenpunkt: etwa 5 Euro für zehn Milliliter.

GUTES MISCHUNGSVERHÄLTNIS

In der Mischung mit dem jeweiligen Basisöl sollte der Anteil der Aromaöle zwischen einem und drei Prozent ausmachen – je nachdem, wie stark das Aromaöl duftet. Von Jasmin- oder Rosenöl etwa brauchen Sie nur sehr wenig, weil diese Öle weit intensiver duften als die meisten anderen Essenzen. Mehr als diese ein bis drei Prozent sollten Sie schon deshalb nicht verwenden, um die Gefahr von Hautreizungen und eine Sensibilisierung in Richtung Allergie zu umgehen. Am besten, Sie besorgen sich – zum Beispiel in der Apotheke – einen Messbecher mit Milliliterunterteilung sowie eine Tropfpipette. So können Sie – und das ist zu Beginn Ihrer Massagekarriere wichtig – immer kleine Mengen Massageöl herstellen, um die jeweilige Wirkung zu testen und Ihre eigenen Vorlieben zu entdecken. Sie können Aromaöle auch untereinander mischen. Aber Vorsicht: Nicht alle Kombinationen duften gut!

BASICS
DUFTREZEPTE

Anwendung bei	Anwendung und Wirkung
Konzentrationsmangel, Müdigkeit, Antriebsschwäche	Optimal wäre es, Sie würden mit der Mischung eine Ganzkörpermassage erhalten. Ist das nicht möglich, massieren Sie sich selbst Nacken und Hals, die Brustmuskulatur sowie die Hände – wirkt durchblutungssteigernd und anregend.
Schlafstörungen, Nervosität, Prüfungsangst	Massieren Sie vor allem Ihr Gesicht, den Bauch, die Hände sowie (nur wenig Öl) Ihre Füße. Um die beruhigende Wirkung noch zu verstärken, sollten Sie zuvor ein warmes Bad (10 bis 15 Minuten bei 35 bis 38 Grad) nehmen.
Kopfschmerzen, Muskelverspannungen im Nackenbereich	Beginnen Sie damit, die Nackenpartie gut durchzukneten, und massieren Sie dann Stirn, Schläfen und Kaumuskulatur (Vorsicht: Nichts in die Augen geraten lassen!) und anschließend die Ohrläppchen. Danach ausruhen.
Nervöses Hautjucken (ohne Ausschlag) oder bei trockener Haut	Massieren Sie die betroffenen Hautbereiche sanft mit dem Öl. Solange keine allergischen Reaktionen (Rötungen oder Schwellungen) auftreten, können Sie die Behandlung mehrmals am Tag durchführen.
Verstopfung, Blähungen, Bauchschmerzen	Massieren Sie den Bauch mit kreisenden Bewegungen sanft im Uhrzeigersinn. Wichtig: Wärmen Sie das Öl leicht an (Heizung, warmes Wasserbad), und massieren Sie nur mit warmen Händen.
Bindegewebsschwäche, Cellulite, Schwangerschaftsstreifen	Zusätzlich zu straffender Gymnastik sollten Sie die betroffenen Hautstellen (meist Hüfte, Po, Oberschenkel, Bauch) ein- oder zweimal am Tag kräftig massieren. In der Schwangerschaft am Bauch nur äußerst sanft massieren.

IN DIESEN FÄLLEN LIEBER NICHT!

Rezeptur

100 Milliliter Basisöl
6 Tropfen Rosmarin
6 Tropfen Ingwer
6 Tropfen Wacholder
2 Tropfen Pfefferminze

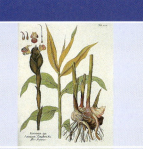

100 Milliliter Basisöl
4 Tropfen Neroli
4 Tropfen Muskatellersalbei
10 Tropfen Lavendel

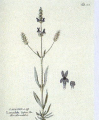

100 Milliliter Basisöl
10 Tropfen Muskatellersalbei
4 Tropfen Bergamotte
2 Tropfen Pfefferminze

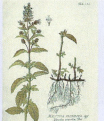

100 Milliliter Basisöl
8 Tropfen Lavendel
8 Tropfen Teebaum
4 Tropfen Melisse
6 Tropfen Kamille

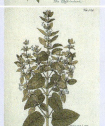

100 Milliliter Basisöl
10 Tropfen Muskatellersalbei
6 Tropfen Estragon
10 Tropfen Lavendel

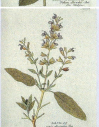

100 Milliliter Basisöl
5 Tropfen Zypresse
10 Tropfen Grapefruit
5 Tropfen Wacholder
5 Tropfen Lavendel

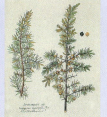

Mit Ihrer Massage wollen Sie Gutes tun, nicht schaden. Bei manchen Erkrankungen ist sie jedoch verboten oder eingeschränkt, bei anderen nur nach Rücksprache mit dem Arzt erlaubt. Nicht massieren sollten Sie bei Fieber, da Sie den erhöhten Blutfluss noch zusätzlich anheizen würden. Dass Sie frische Verletzungen der Haut, Sehnen oder Muskeln nicht behandeln dürfen, ist klar. Dennoch können Massagen in solchen Fällen hilfreich sein, um den Lymphfluss zu steigern und überflüssiges Gewebswasser zu entfernen. Sie dürfen jedoch nicht zu nah an die Verletzung kommen und müssen bei Schmerzen sofort aufhören. Ferner ist eine Massage entzündeter oder von einer Krankheit befallener Hautpartien sowie die von Krampfadern verboten. Herzkrankheiten bilden einen Sonderfall: Fragen Sie deshalb unbedingt vorher den Arzt. Ähnliches gilt für Schwangere. Mutter wie Kind können von Massagen sehr profitieren. Doch der Massierende muss vorsichtig sein, vor allem in der Bauchregion.

EINFÜHLUNG IST ALLES

Nachfolgend werden Sie die grundlegenden Massagetechniken kennen lernen. Diese Informationen sind wichtig, weil jede nicht nur anders ausgeführt wird, sondern vor allem, weil sie unterschiedliche Wirkungen haben. Eine festgelegte Reihenfolge der Grifftechniken gibt es nicht. Wann Sie welche Technik benutzen, liegt – von wenigen Grundregeln abgesehen – in Ihrem Ermessen und sollte allein von zwei Dingen bestimmt werden: vom Zustand des Massierten, also von etwaigen Verspannungen, und von Ihrer Fähigkeit, sich in ihn einzufühlen.

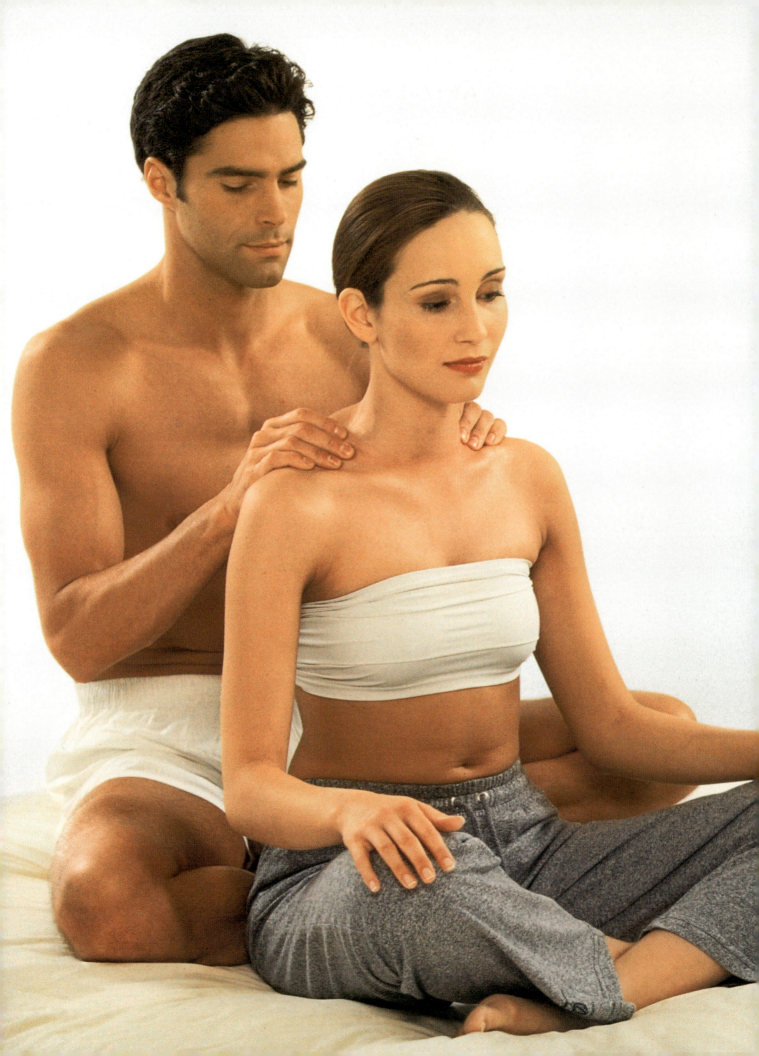

MASSAGE-
TECHNIKEN

Die verschiedenen Techniken sind nur der Grundstock für die Massage. Die Praxis ist – von wenigen Grundregeln abgesehen – reine Einfühlungssache. Wichtig ist jedoch: Massieren Sie nach Möglichkeit stets so, dass Sie mit wenigstens einer Hand Kontakt mit dem Körper des Massierten haben. Und: Beginnen Sie eine Ganzkörpermassage immer auf der Rückseite, das heißt in Bauchlage des Massierten, da der Rücken weniger empfindlich ist.

Massagetechniken

SO GEHT'S
EFFLEURAGE

Egal, welche Körperpartie Sie gerade massieren wollen, Streichungen gehören stets an den Anfang. Mit diesen gleitenden Griffen nehmen Sie großflächig Kontakt zum Körper des Massierten auf und verteilen ganz nebenbei auch noch das Öl gleichmäßig auf der Haut. Mit Streichungen endet auch jede Massage. Denn das Über-die-Haut-Gleiten ist ganz besonders entspannend.

Doch auch zwischendurch können und sollten Sie immer wieder mal diese beruhigenden Streichungen einsetzen. Noch etwas ist von großer Wichtigkeit – das Tempo und die Gleichmäßigkeit Ihrer Streichbewegungen. Hektische und schnelle Streichungen bringen nicht die gewünschte Entspannung. Orientieren Sie sich hinsichtlich Ihres Tempos am besten am Atemrhythmus des Massierten.

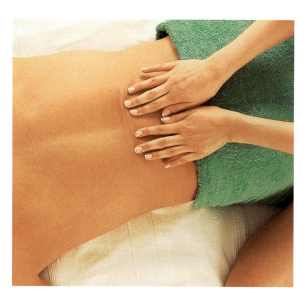

1 ÖL VERSTREICHE(L)N .. *Erste Kontaktaufnahme*

Verteilen Sie eine ausreichend große Menge Öl auf Ihren Händen – je nach Körperregion mal mehr, mal weniger – und beginnen Sie zum Beispiel am Rücken Ihre Streichungen kurz über dem Po bzw. dem Kreuzbein. Dabei legen Sie Ihre zuvor gewärmten Hände großflächig zu beiden Seiten der Wirbelsäule auf. Am besten so, dass die Daumen direkt auf den Muskelsträngen neben dem Rückgrat liegen. Üben Sie zunächst nicht viel Druck aus, gerade so, als wollten Sie den Massierten nur streicheln und liebevoll auf die Massage einstimmen. Bei allen Körperpartien ist es für die Effleurage wichtig, dass Sie mit Ihren Streichbewegungen einen möglichst großen Körperbereich erfassen.

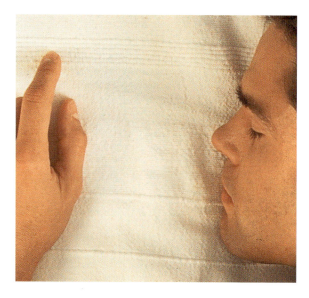

2 RHYTHMISCH GLEITEN .... *Fließende Harmonie*

Am Rücken streichen Sie nun bis zu den Schultern und führen die Hände in einer gleichmäßigen und großflächigen Bewegung an den Seiten wieder nach unten, wo Sie die Bewegung erneut beginnen. Bei jeder folgenden Kreisbewegung können Sie etwas mehr Druck ausüben – das gilt selbstverständlich für alle Körperpartien. Nachdem das Öl ausreichend verteilt ist, können Sie sich bei der Effleurage ganz auf den Verlauf der Muskeln und auf Verspannungen des Massierten konzentrieren. Da, wo Sie Verhärtungen unter Ihren Händen spüren, sollten Sie anschließend stärker massieren. Ansonsten aber bleibt der Bewegungsablauf – auch vom Tempo her – gleich.

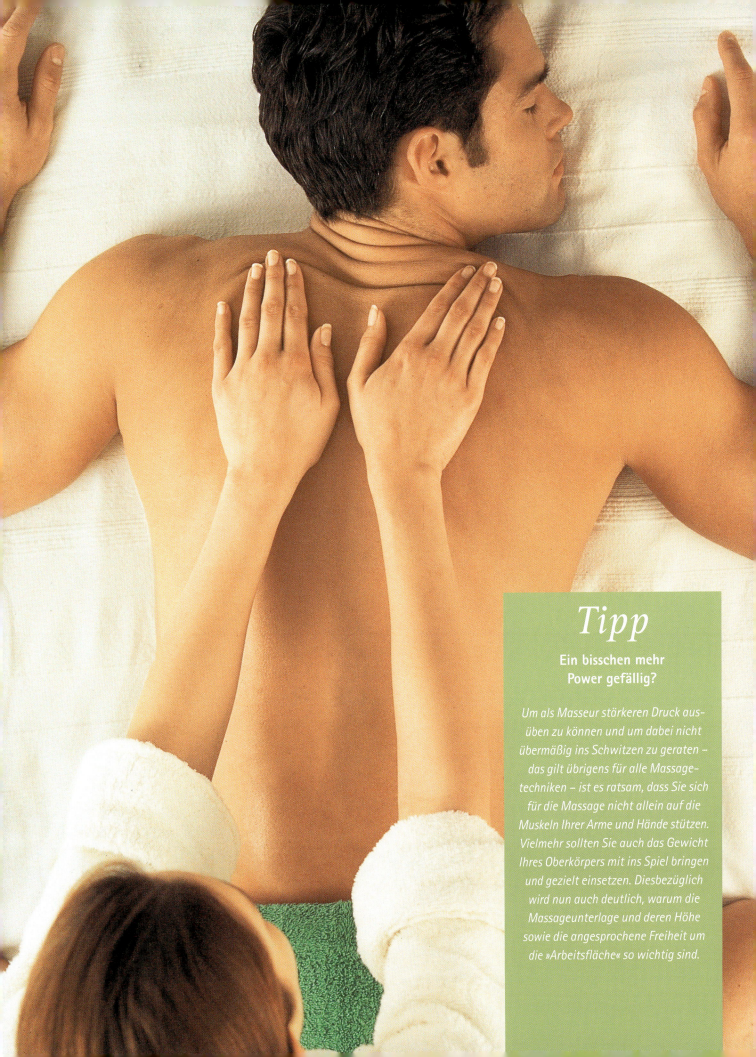

Tipp

Ein bisschen mehr Power gefällig?

Um als Masseur stärkeren Druck ausüben zu können und um dabei nicht übermäßig ins Schwitzen zu geraten – das gilt übrigens für alle Massagetechniken – ist es ratsam, dass Sie sich für die Massage nicht allein auf die Muskeln Ihrer Arme und Hände stützen. Vielmehr sollten Sie auch das Gewicht Ihres Oberkörpers mit ins Spiel bringen und gezielt einsetzen. Diesbezüglich wird nun auch deutlich, warum die Massageunterlage und deren Höhe sowie die angesprochene Freiheit um die »Arbeitsfläche« so wichtig sind.

Massagetechniken

SO GEHT'S
PETRISSAGE

Knetungen (Petrissagen) wirken vor allem auf die Muskulatur und das Unterhautbindegewebe. Sie fördern damit die Durchblutung der Muskeln und so den Abtransport von Schlackenstoffen. Darüber hinaus lösen sie verklebtes Bindegewebe, das zu Bewegungseinschränkungen führt. Mit kräftigen Knetungen erhöhen Sie die Muskelspannung der Körperpartie – was dann sinnvoll ist, wenn der Massierte sich zu wenig bewegt. Überstrapazierte und verkrampfte Muskeln (bei »Schreibtischtätern« sitzen diese meist im Nacken) benötigen hingegen weniger starke Knetungen, damit die übermäßige Muskelanspannung gelöst und wieder auf ihr Normalniveau gebracht werden kann.

1 MUSKELSTRÄNGE KNETEN ..... *Ent-/Spannung*

Ziehen Sie den Muskel am Ansatz etwas in die Höhe, und kneten Sie ihn dann am besten mit beiden Händen in Endrichtung. Dabei sollte stets der starke Daumen den Druck auf den Muskel ausüben (unten).

2 LOCKER LASSEN .... *Die Lage wechseln*

Nicht immer lassen sich Muskelstränge gut packen. Dann müssen Sie nur die Stellung ändern – für die Nackenmuskulatur beispielsweise den Arm nach oben legen (rechts).

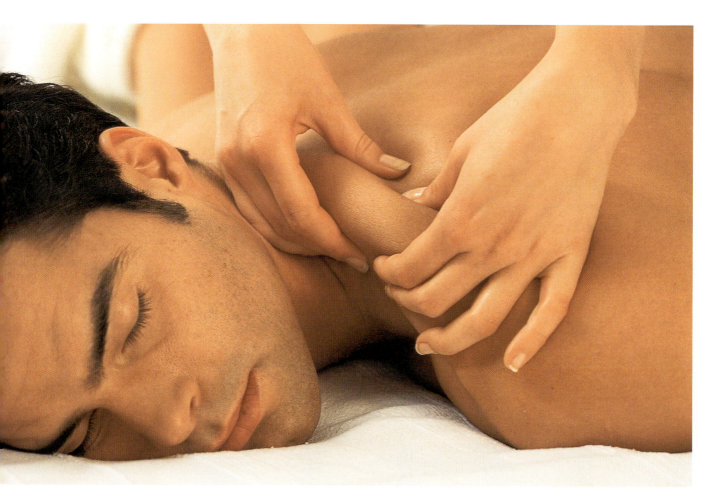

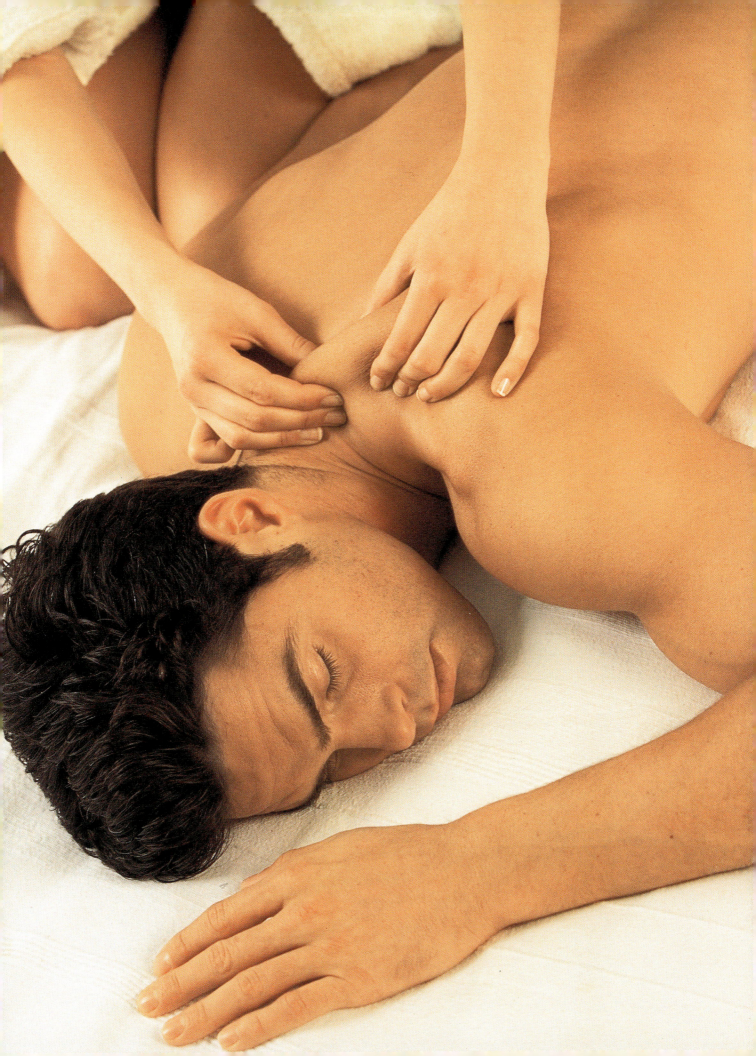

Massagetechniken

SO GEHT'S
FRIKTION

Zirkelungen (Friktionen) dürfen Sie schneller als Streichungen ausführen, da es hierbei auf die durchblutungsfördernde Wirkung ankommt. Auch bei dieser Technik unterscheidet man hinsichtlich der Tiefenwirkung. Um eine stärkere Durchblutung zu erreichen, wenden Sie den Harkengriff – bei dem die Finger wie bei einer Harke kreis- bzw. wellenförmig und mit nicht zu starkem Druck über die Haut streichen – oder den Knöchelgriff an, bei dem die Knöchel zur Zirkelung eingesetzt werden.

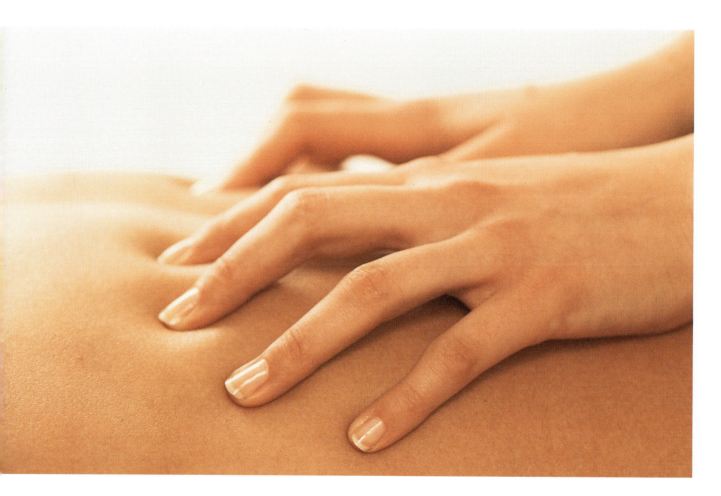

1 GROSSFLÄCHIG
Zeigen Sie der Haut, was'ne Harke ist

Dort, wo Sie viel Körperoberfläche zur Verfügung haben wie am Rücken, setzen Sie den reibenden Harkengriff ein. Spreizen Sie Ihre Finger, und setzen Sie sie etwas gekrümmt an. Nun ziehen Sie die Finger in Schlangenlinien über die Haut. Versuchen Sie, dabei möglichst dem Verlauf der Muskeln zu folgen. Bei Erfolg rötet sich die Haut.

2 BEI PLATZMANGEL
Sanfte, aber tiefe Bohrungen

Vor allem an Armen und Beinen (rechts), aber auch zum Beispiel im Nacken können Sie mit Friktionen sehr gezielt Muskelansätze oder verhärtete Stellen gezielt behandeln. Benutzen Sie dafür die Daumen oder die Kuppen mehrerer Finger, und bohren Sie diese kreisförmig in das Gewebe. Je steiler die Finger sind, desto größer ist der Druck.

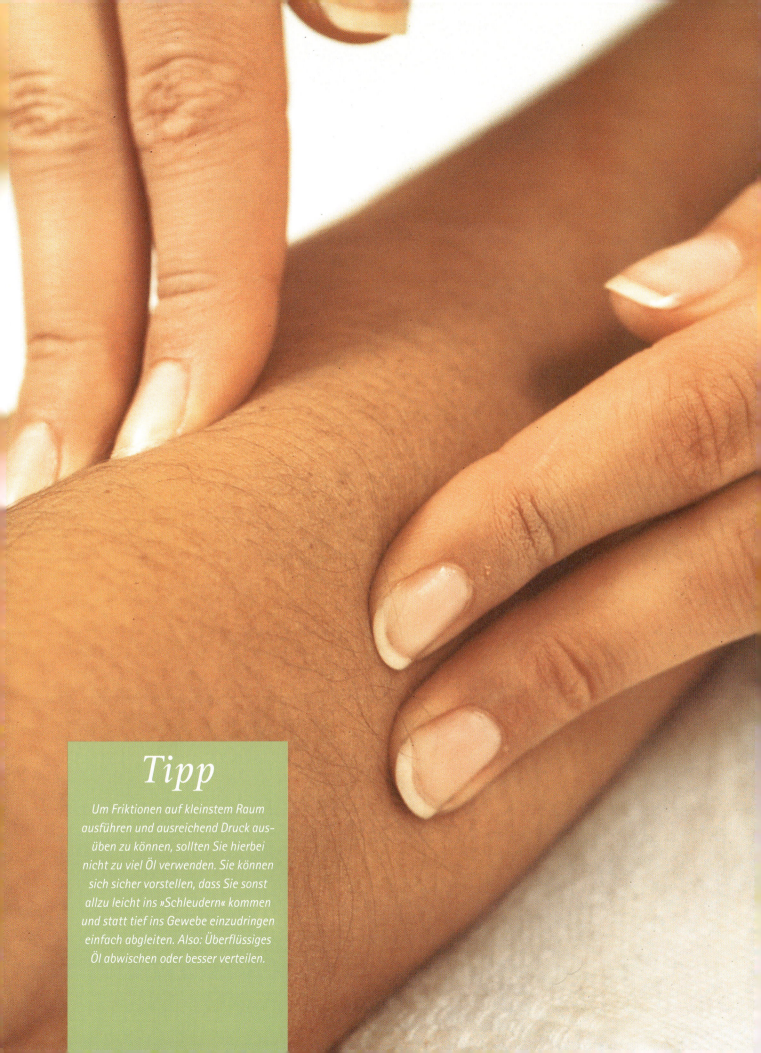

Tipp

Um Friktionen auf kleinstem Raum ausführen und ausreichend Druck ausüben zu können, sollten Sie hierbei nicht zu viel Öl verwenden. Sie können sich sicher vorstellen, dass Sie sonst allzu leicht ins »Schleudern« kommen und statt tief ins Gewebe einzudringen einfach abgleiten. Also: Überflüssiges Öl abwischen oder besser verteilen.

Massagetechniken

SO GEHT'S
TAPOTEMENTS

Diese Techniken der Handkantenschläge und des Handflächenklatschens sind nur sinnvoll bei wirklich unterentwickelter, also hypotoner Muskulatur. Mittels dieser Tapotements sollen Muskeln mit zu wenig Spannung – solche, die wenig oder gar nicht gefordert werden – wieder auf ein größeres Spannungsniveau angehoben werden, um sie so für Nervenimpulse erneut ansprechbar zu machen. Im Normalfall, wenn also alle Muskeln immer ausreichend beansprucht werden, sollten diese Griffe gar nicht oder nur äußerst sparsam verwendet werden. Falls Sie jedoch feststellen, dass bestimmte Muskelgruppen sehr ungleich sind, können Sie die weniger trainierten Partien entsprechend massieren.

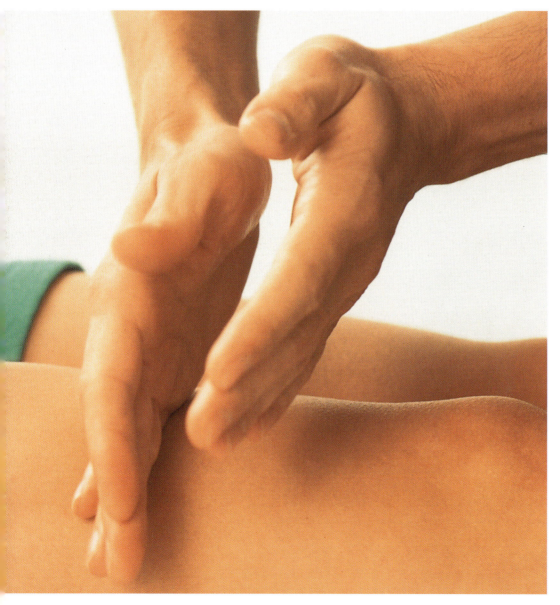

1 SCHLAGEN
Etwas Karate

Die hackenden Schläge mit beiden Handkanten – stets von einem Muskelansatz in Richtung zum nächsten Muskelansatz – dürfen nur weich und federnd ausgeführt werden. Denn es geht nicht darum, die Muskeln gleichsam k.o. zu schlagen, sondern sie gezielt und ganz leicht zu kontrahieren.

2 KLATSCHEN
Beifall für die Muskeln

Das Klatschen mit den Handflächen (rechts) reicht weniger tief unter die Haut, führt aber zu einer starken Durchblutungssteigerung der Haut und darüber hinaus auch tiefer liegender Gewebe.

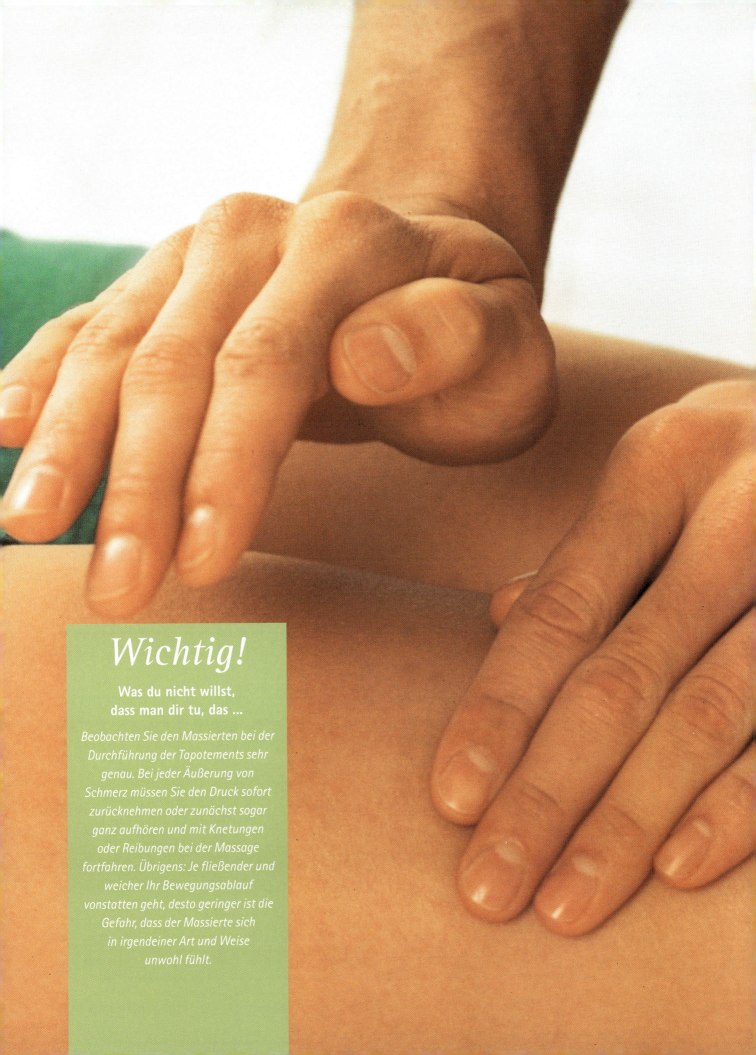

Wichtig!

Was du nicht willst, dass man dir tu, das ...

Beobachten Sie den Massierten bei der Durchführung der Tapotements sehr genau. Bei jeder Äußerung von Schmerz müssen Sie den Druck sofort zurücknehmen oder zunächst sogar ganz aufhören und mit Knetungen oder Reibungen bei der Massage fortfahren. Übrigens: Je fließender und weicher Ihr Bewegungsablauf vonstatten geht, desto geringer ist die Gefahr, dass der Massierte sich in irgendeiner Art und Weise unwohl fühlt.

Massagetechniken

SO GEHT'S
VIBRATION

Mit Vibrationen geben Sie den Muskeln des Massierten Gelegenheit, sich auf den richtigen Spannungszustand einzupendeln. Vibrationen wirken in etwa so wie ein lockeres Ausschütteln. An den Armen und Beinen nehmen Sie dazu die Muskeln zwischen die Hände oder die Finger und schütteln derart an ihnen, dass der jeweilige Muskelstrang durch eine gleichmäßige Wellenbewegung leicht erzittert und somit gereizt wird. Diese Technik funktioniert jedoch nur an den Gliedmaßen.

An den übrigen Körperstellen setzen Sie die Finger kurz hinter dem Muskelansatz an und bewegen dann die Fingerspitzen vibrierend hin und her. Auch in diesem Fall setzt sich die Bewegung durch den gesamten Muskelstrang fort.

1 SCHÜTTELN .... *Kneifzange*

Dort, wo Sie den Muskelansatz mit Daumen und Fingern wie eine Zange erfassen können – zum Beispiel an der Wadenmuskulatur (rechts) – heben Sie den Muskel leicht an und schütteln ihn vibrierend hin und her. Beachten Sie aber bitte, dass der Muskel dafür vollkommen entspannt sein muss. Um dies etwa an der Wade zu erreichen, fassen Sie das Bein mit der anderen Hand am Schienbein und winkeln es leicht an.

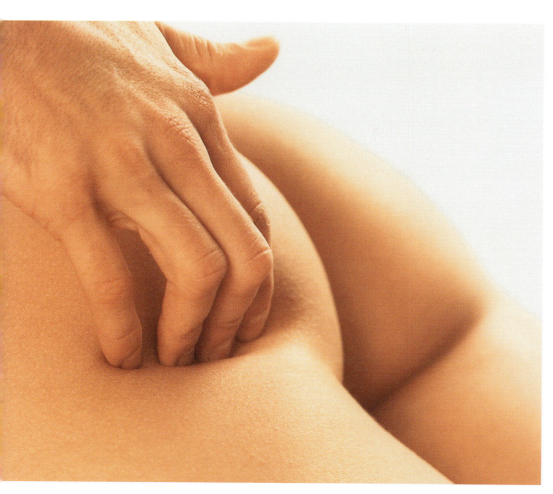

2 ERZITTERN .... *Welle über Welle*

Um beispielsweise die großen, rückwärtigen Oberschenkelmuskeln mittels Vibrationen zu massieren, ertasten Sie zunächst den Ansatz, also die Stelle, wo die Sehne aufhört und der Muskelstrang beginnt. Nachdem der Muskelansatz unter Ihren Fingerspitzen liegt, lassen Sie Ihre Finger sanft hin und her schwingen und massieren Sie auf diese Weise den ganzen Muskelstrang.

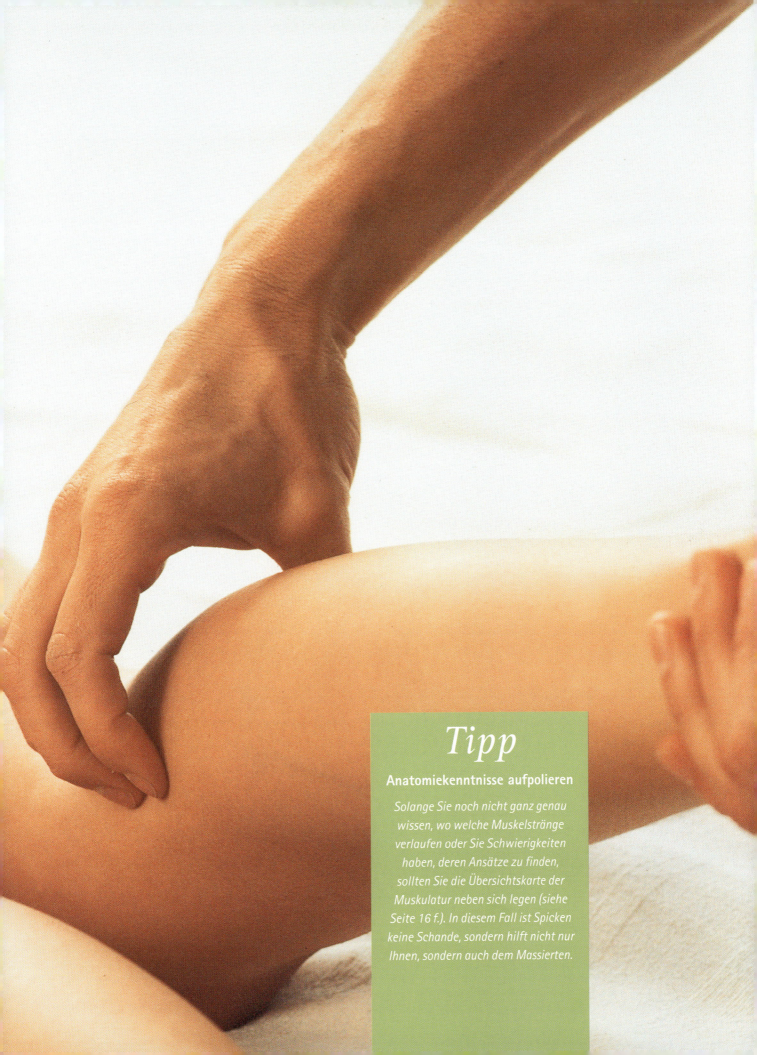

Tipp

Anatomiekenntnisse aufpolieren

Solange Sie noch nicht ganz genau wissen, wo welche Muskelstränge verlaufen oder Sie Schwierigkeiten haben, deren Ansätze zu finden, sollten Sie die Übersichtskarte der Muskulatur neben sich legen (siehe Seite 16 f.). In diesem Fall ist Spicken keine Schande, sondern hilft nicht nur Ihnen, sondern auch dem Massierten.

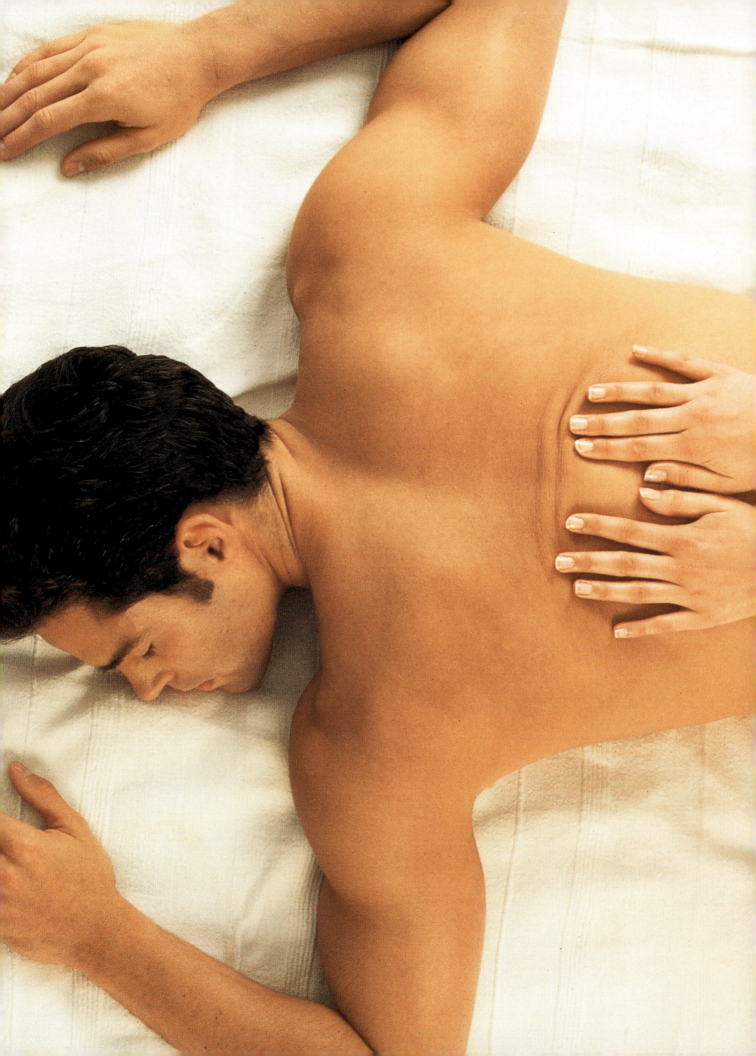

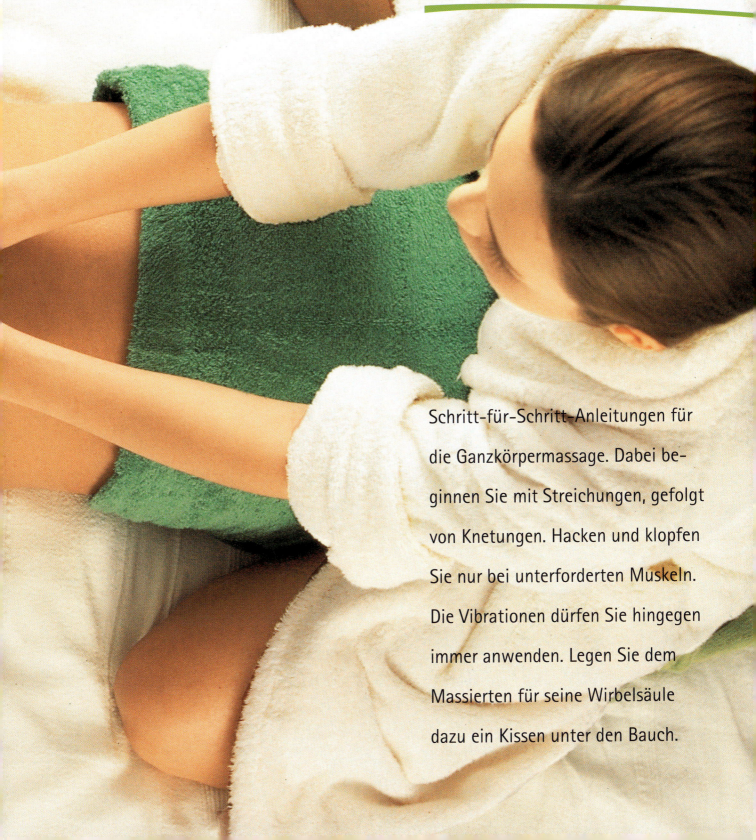

GANZKÖRPER-
MASSAGE

Schritt-für-Schritt-Anleitungen für die Ganzkörpermassage. Dabei beginnen Sie mit Streichungen, gefolgt von Knetungen. Hacken und klopfen Sie nur bei unterforderten Muskeln. Die Vibrationen dürfen Sie hingegen immer anwenden. Legen Sie dem Massierten für seine Wirbelsäule dazu ein Kissen unter den Bauch.

Ganzkörpermassage

SO GEHT'S
BEINE (RÜCKSEITE)

Die Massage der Beinrückseite ist im Prinzip recht einfach: Beginnen Sie mit Ihren Streichungen am unteren Ende der Wadenmuskulatur, wobei Sie es immer vermeiden sollten, in der Kniebeuge Druck auszuüben. Fahren Sie dann hinauf bis zum Ende des Oberschenkels, das eine Mal in der Mitte, das andere Mal an der Außenseite des Beins. Nach und nach üben Sie mehr Druck aus, besonders an den Oberschenkeln, aber deutlich weniger an der Wadenmuskulatur.

Im nächsten Schritt kneten Sie Waden- und Oberschenkelmuskulatur. Danach folgen die entsprechenden Vibrationen an den tastbaren Muskelsträngen, das heißt das Schütteln des Wadenmuskels im Zangengriff und das »Zitternlassen« des Oberschenkelmuskels. Schließen Sie die rückwärtige Beinmassage mit erneuten fließenden Streichungen zur Entspannung ab, wobei Sie nun gern auch jeweils eine Hand für jedes Bein nehmen können. Das war's dann auch schon!

> ### *Tipp*
> **Planung ist alles**
>
> *Knien bzw. stellen Sie sich so, dass Sie den gesamten Ablauf fließend hinbekommen. Es macht den Massierten nur nervös, wenn Sie dauernd Ihre Position ändern. Kalkulieren Sie auch ein, dass Sie am Ende Ihr Körpergewicht mit einbringen müssen.*

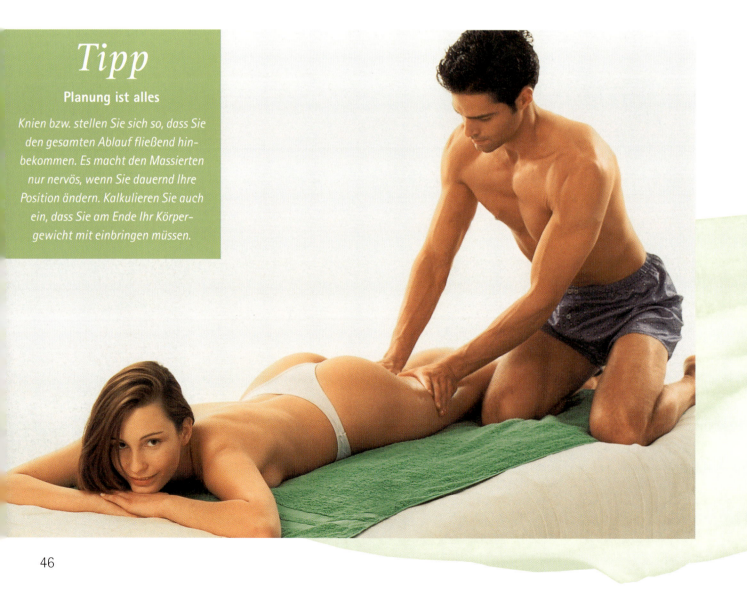

Ganzkörpermassage

STÜCK FÜR STÜCK

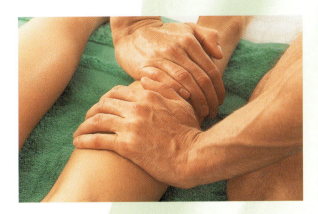

1 UMFASSEND LÖSEN ...... *Erst klein, dann groß*

Die Wadenmuskulatur können Sie beim Streichen mit einer Hand – zwischen Daumen und Fingern – umfassen, so dass diese Technik Hand auf Hand ausgeführt wird. Sind Sie aber am Oberschenkel angelangt, können Sie ihn nur entspannend massieren, indem Sie Ihre Hände trennen: die eine Hand in der Mitte und innen entlang führen, die andere außen.

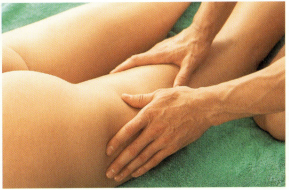

2 DRUCK NACH AUSSEN ... *Vorsicht bei Frauen!*

Da Sie die Streichungen einmal an der Beinaußenseite und einmal in der Beinmitte enden lassen sollten, ist eine kleine Warnung angebracht: Ebenso, wie die Wadenmuskulatur von Frauen meist deutlich berührungsempfindlicher als die von Männern ist, reagiert auch die Außenseite der Oberschenkel intensiver. Also denken Sie bitte daran: bei den Damen etwas sanfter!

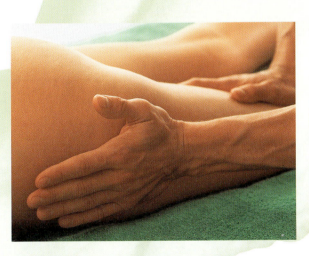

3 MITTIGER DRUCK .... *Mit Volldampf voraus*

Die Massagetechnik des Streichens endet am Bein in der Mitte des Oberschenkels, das heißt am Poansatz. Hier sitzen äußerst starke Muskeln, so dass Sie gegen Ende Ihrer Streichungen in dieser Region einen recht hohen Druck ausüben dürfen. Damit's auch wirklich funktioniert: Handballen und Körpergewicht einsetzen!

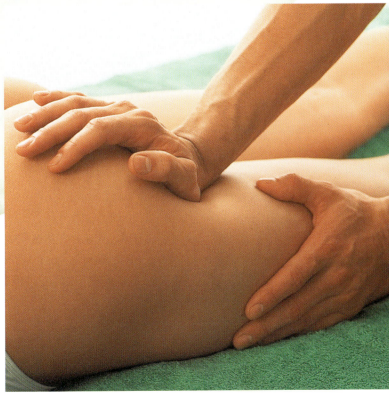

SO GEHT'S
RÜCKEN

Der Rücken ist – abgesehen von dessen seitlichen Partien – nur wenig empfindlich für Berührungen. Am Anfang der Massage stehen natürlich wie immer die Streichbewegungen; dabei gilt es, besonders die am Rücken häufig vorkommenden Muskelverspannungen zu beseitigen.

Sie werden bereits bei den etwas festeren Streichungen leicht jene Bereiche ertasten, wo etwas im Argen liegt – sie sind im Schnitt etwas härter, oft sogar erhaben. Meist liegen die Verspannungen kurz oberhalb des Kreuzbeins, zu Beginn der Brustwirbelsäule, an den Schulterblättern sowie dort, wo die Halswirbelsäule anfängt.

Widmen Sie diesen Problemzonen in jedem Fall Ihre besondere Aufmerksamkeit – auch wenn's manchmal etwas anstrengend wird.

1 FÜHLEN IST ALLES ..... *Fang die Spannung ein!*

Während Sie den Rücken hinauf streichen, werden Sie mit den Daumen neben dem Rückgrat mit ziemlicher Sicherheit die eine oder andere verhärtete Stelle erfühlen. Merken Sie sich, wo die Verspannungen sitzen. Umso gezielter können Sie anschließend dagegen etwas tun und dem Massierten Linderung verschaffen.

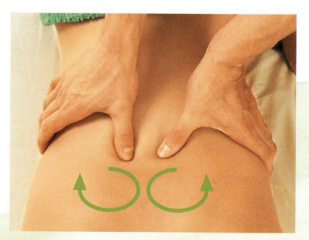

2 MIT DEN DAUMEN KREISEN ....
.... *Die Kraft kommt aus dem Mäuschen*

Setzen Sie anschließend mit Ihren Daumen neben dem Rückgrat an, und massieren Sie die Muskeln kreisend wieder von unten nach oben. Bei Verkrampfungen verweilen Sie länger und drücken stärker. Oben angekommen streichen Sie seitlich zurück und beginnen erneut von unten.

Ganzkörpermassage

VIELES INS LOT BRINGEN

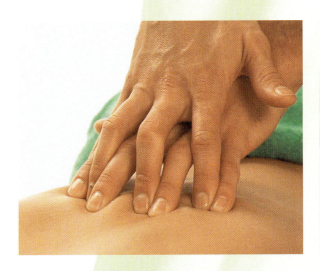

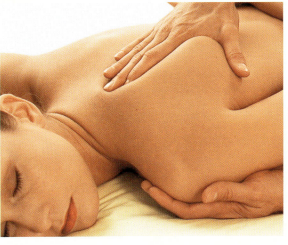

3 HARKEND AKTIVIEREN . . . . *Fingerspiele*

Im nächsten Schritt legen Sie Ihre Hände übereinander und »harken« die Muskelstränge neben der Wirbelsäule von oben nach unten. Achten Sie aber darauf, dass keiner Ihrer Finger direkt auf der Wirbelsäule entlangläuft. Dieser Massagegriff entspannt ungemein.

4 SCHULTERN . . . *Engelchen, lass die Flügel ruh'n*

Legen Sie danach den Arm des Massierten so, dass er vom Ellbogen ab über dem Rücken liegt. Stützen Sie mit einer Hand die Schulter ab, damit das Schulterblatt deutlich nach außen ragt. Nun massieren Sie zunächst sehr sanft, dann stärker unter dem Schulterblatt.

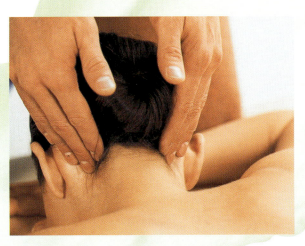

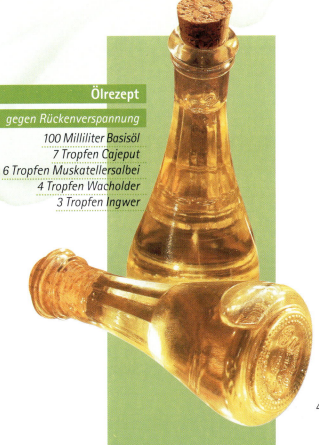

Ölrezept

gegen Rückenverspannung

100 Milliliter Basisöl
7 Tropfen Cajeput
6 Tropfen Muskatellersalbei
4 Tropfen Wacholder
3 Tropfen Ingwer

5 ENTSPANNUNG PUR . . *Den Kopf gerade rücken*

Nachdem Sie speziell die Nackenmuskulatur gut durchgeknetet und den Rücken mit langen Streichungen entspannt haben, stellen oder hocken Sie sich hinter den Kopf des Massierten. Setzen Sie die Hände gleichzeitig neben dem Ohr auf, und streichen Sie in Richtung Mittellinie. Der Druck geht dabei vor allem vom Mittelfinger aus.

Ganzkörpermassage

SO GEHT'S
BEINE (VORDERSEITE)

Nun heißt es für den Massierten, sich auf den Rücken zu drehen. Beachten Sie dabei bitte unbedingt, dass Sie ein zusammengerolltes Handtuch oder ein kleines Kissen unter die Kniekehlen und eventuell unter den Nacken legen.
Wie immer beginnen Sie mit Streichungen, die Sie am Unterschenkel jedoch nicht auf dem, sondern neben dem Schienbein – beide Daumen einsetzen – ausführen. Vorsicht am Knie: Es ist sehr empfindlich! Hier dürfen lediglich die seitlichen Teile und diese auch nur äußerst sanft massiert werden. Die Oberschenkelmuskulatur verträgt hingegen etwas mehr Druck. Nach den Streichungen folgen die Knetungen und die Vibrationen der Oberschenkelmuskulatur. Den Abschluss bilden wie immer die Streichungen der vorderen Beinpartien.

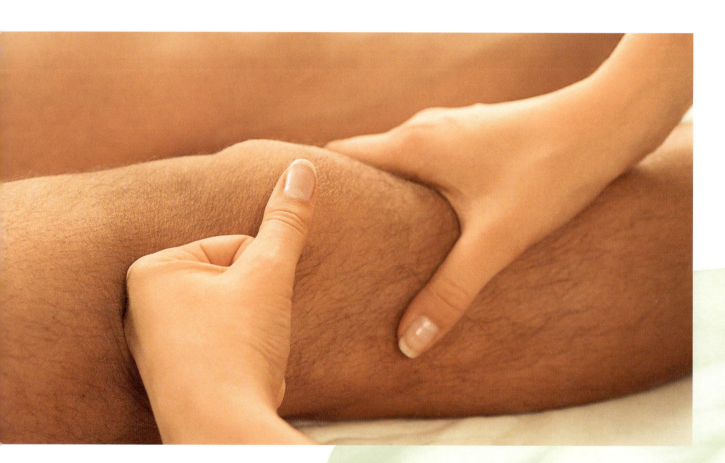

1 KNÖCHELDRUCK . . . . *Kraft plus Sensibilität*

Damit Sie auf die kräftige Muskulatur der Oberschenkel ausreichend Druck ausüben können – schließlich wollen und sollen Sie ja auch die tieferen Muskelanteile erreichen –, benötigen Sie etwas Härteres als Ihre Fingerkuppen, nämlich die Knöchel Ihrer Hand.

Schieben Sie das Gewebe der Oberschenkel (damit es auf keinen Fall weh tut, muss die Haut ausreichend geölt sein) vom Knie beginnend aufwärts in Richtung Hüfte. Danach fahren Sie dieselbe Strecke mit Ihrer flachen Hand wieder rückwärts bis zum Knie. Arbeiten Sie sich auf diese Weise nach und nach durch den gesamten Muskelstrang des Oberschenkels.

Ganzkörpermassage

MAL KRÄFTIG, MAL ZART

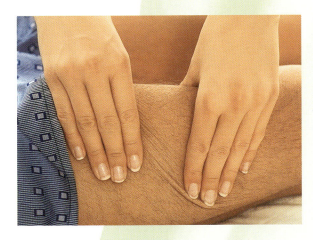

2 AUSWRINGEN ....
.... *Schon mal Handwäsche gewaschen?*

Die oberflächliche Durchblutung lässt sich hervorragend steigern, indem Sie beide Hände auf dem Oberschenkel wie beim Wäscheauswringen gegenläufig in Querrichtung bewegen. Aber bitte nicht allzu fest – ansonsten kann's verdammt weh tun.

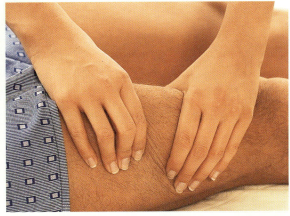

3 OBERSCHENKEL KNETEN ....
.... *Training für die Arme des Masseurs*

Die Muskelstränge des Oberschenkels lassen sich im Allgemeinen gut packen und kräftig durchkneten. Beginnen Sie stets am Ansatz der Muskeln, und arbeiten Sie sich dann durch den ganzen Muskel. Bei dieser Massage kommt alle Kraft aus den Unterarmen des Masseurs.

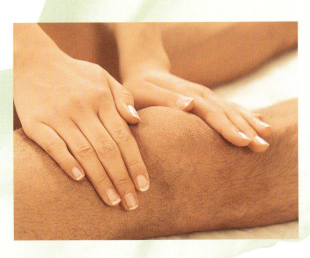

4 KNIE UMKREISEN ....
.... *Schwachstelle des Körpers – bitte Vorsicht!*

Das Knie ist großen Belastungen ausgesetzt. Deshalb darf es nur sehr behutsam massiert werden. Legen Sie die Hände ober- und unterhalb des Knies auf und umkreisen Sie es mit sanften Streichungen. Keinesfalls stark in die Vertiefungen oder auf die Kniescheibe drücken.

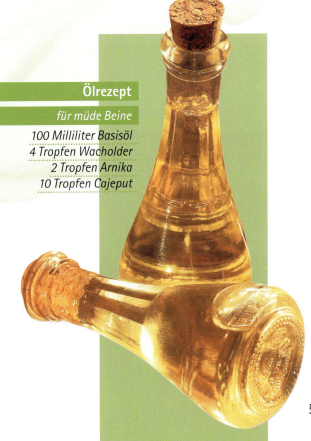

Ölrezept

für müde Beine

100 Milliliter Basisöl
4 Tropfen Wacholder
2 Tropfen Arnika
10 Tropfen Cajeput

Ganzkörpermassage

SO GEHT'S
BAUCH UND BRUST

Eines vorweg: Knetung bzw. Walkung der Brustmuskulatur kommt für Frauen nicht in Frage, da hierdurch die Brustdrüsen zu stark gereizt werden können. Allenfalls sind in dieser Körperregion sanfte Streichungen möglich.
Grundsätzlich gilt auch: Beginnen Sie nie mit der Massage des Bauchs, denn der Bauchbereich ist äußerst berührungsempfindlich.

Eine gut ausgebildete Brustmuskulatur des Mannes ist nicht ganz einfach zu massieren, da sich das feste Gewebe nicht so leicht fassen lässt. Besonders wichtig sind deshalb die anfänglichen Streichungen, mit denen Sie die Muskeln bereits sehr schön lockern können. Bei Knetung und Walkung müssen Sie eventuell die Schulter ein wenig anheben, damit die Muskeln entspannen können.

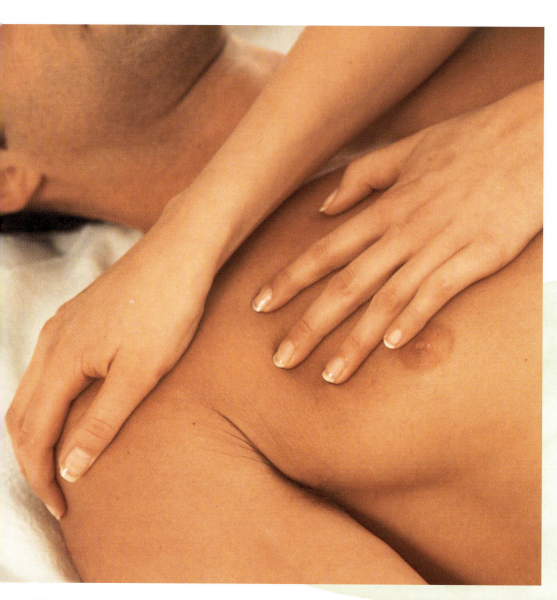

1 STREICHUNGEN.....
Erst zart, dann hart

Legen Sie Ihre Hände mit leicht gespreizten Fingern am Brustbein an, und streichen Sie dann in Richtung Schultern sowie auch um die Schultern herum. Versuchen Sie hierbei, eine ununterbrochene, fließende Bewegung auszuführen, bei der sich die Hände beim Ansetzen andauernd abwechseln. Streichen Sie zunächst sehr sanft – aber Vorsicht an den Brustwarzen! – und dann im Verlauf der Streichphase immer etwas stärker.

Ganzkörpermassage

NUR MIT WARMEN HÄNDEN

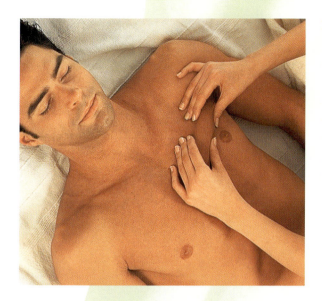

2 WALKEN .... *In die Zange nehmen*

Um nach dem 1. Schritt (links) den mittleren und äußeren großen Brustmuskel beim Mann mit einem zangenförmigen Griff richtig fassen zu können, heben Sie mit einem Kissen die Schulter etwas an. Das großflächige Ergreifen – wie eine dicke Wurst – ist wichtig, weil Sie sonst nur die Haut kneifen, was erfahrungsgemäß weh tut. Auch hier gilt: Behandeln Sie die Brustwarzen äußerst sanft.

3 KNETEN AM INNENRAND ....
.... *Jetzt heißt es kleine Röllchen drehen*

Den inneren Brustmuskel direkt neben dem Brustbein bekommen Sie noch wesentlich schwerer zwischen die Finger, so dass Sie in diesem Fall nur eine etwas dickere Hautfalte kneten können. Arbeiten Sie am besten parallel mit beiden Händen, wobei die Kraft jetzt fast ausschließlich aus der Handmuskulatur kommt. Arbeiten Sie sich neben dem Brustbein nach oben und wieder zurück.

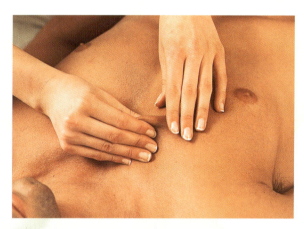

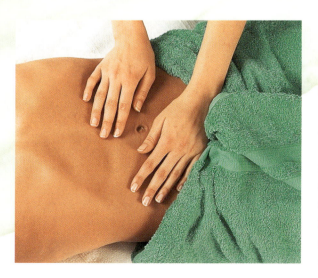

4 RUND UM DEN BAUCH ... *Vorsicht Eingeweide!*

Jetzt ist es besonders wichtig, dass Ihre Hände schön warm sind – sonst kann sich der Massierte nicht wirklich entspannen. Legen Sie beide Hände flach ober- und unterhalb des Bauchnabels auf, und streichen Sie halbkreisförmig im Uhrzeigersinn über die Bauchdecke.
Seien Sie dabei bitte sehr behutsam und sanft, da die Eingeweide nur durch die Muskeln des Bauchs geschützt sind. Also auf keinen Fall zu fest aufdrücken!

Ganzkörpermassage

SO GEHT'S
ARME

An den Armen ist es in vielen Massagepositionen besonders wichtig, dass der Massierte den Arm ganz entspannt hält. Dazu müssen immer Sie als der Masseur sämtliche Bewegungen vorgeben und vor allem den Arm des Massierten stets kurz vor oder hinter dem jeweils höher gelegenen Gelenk mit sicherem Griff festhalten und abstützen.

Da die Muskeln an den Armen sehr gut tastbar sind, können Sie an diesen Stellen besonders leicht mögliche Verspannungen sowie Verhärtungen erfühlen und sie mit viel Fingerspitzengefühl und einer guten Massage sanft beseitigen.

Tipp
Damit Sie auch alles fest im Griff haben!

Nehmen Sie bei der Massage der Armpartien nicht allzu viel Öl, da Sie sonst nicht den nötigen Halt gewährleisten können. Ebenfalls gilt es bei den Armen zu beachten, dass die Oberarmmuskeln – und dort vor allem der Bizeps – oft weniger starken Massagedruck vertragen als zum Beispiel die Unterarmmuskulatur.

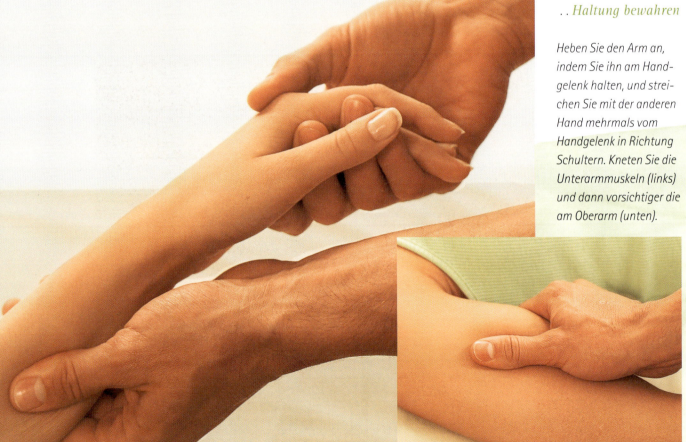

1 KNETEN DES ARMS..
..Haltung bewahren

Heben Sie den Arm an, indem Sie ihn am Handgelenk halten, und streichen Sie mit der anderen Hand mehrmals vom Handgelenk in Richtung Schultern. Kneten Sie die Unterarmmuskeln (links) und dann vorsichtiger die am Oberarm (unten).

LOCKER UND LEICHT

2 OBERARM .... *Leicht ausdrücken*

Positionieren Sie den Arm des Massierten nun so, dass der Oberarm steil nach oben steht. Die Hand ruht dabei auf dem Kopf. Diese Position ist so gewählt, dass sich der Arm weitestgehend selbst hält, das heißt ohne dass die Muskeln angespannt werden müssen. Umfassen Sie als Nächstes den Oberarm knapp unterhalb des Ellbogens mit beiden Händen, und drücken Sie kräftig bis zur Schulter hinunter. Diesen Vorgang mehrmals wiederholen.

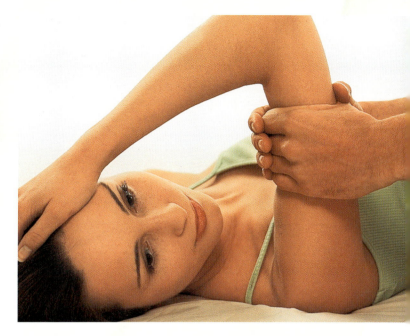

3 KREISEN UND STRECKEN ... *Ganz locker lassen*

Fassen Sie den Arm mit der einen Hand am Handgelenk, mit der anderen am Ellbogen, und lassen Sie ihn locker im Schultergelenk kreisen. Anschließend ziehen Sie ihn am Handgelenk schräg nach hinten und strecken ihn sacht. Danach legen Sie den Arm wieder neben dem Körper ab.

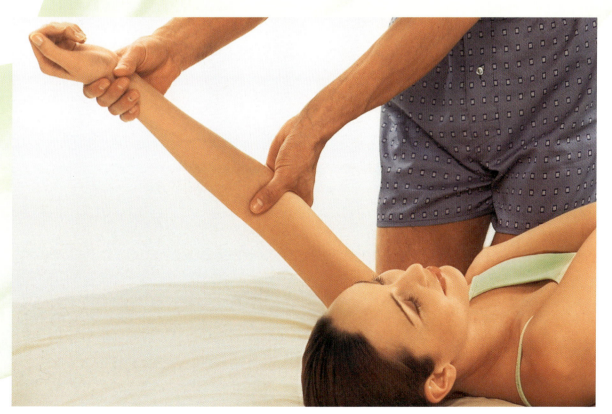

Ganzkörpermassage

SO GEHT'S
HÄNDE

Unsere Hände sind unser wichtigstes und damit zugleich auch ein besonders viel beanspruchtes Arbeitsinstrument. Deshalb neigen sie sehr leicht zu Verspannungen, wie zum Beispiel nach längerem Maschineschreiben. Die Hände sind auch äußerst sensibel und Sitz zahlreicher Reflexzonen.
Kein Wunder also, dass wir Ihnen beim Massieren spezielle Aufmerksamkeit angedeihen lassen sollten.

Wie bei der Massage der Arme ist es auch bei den Händen wichtig, dass Sie als Masseur stets sowohl das Halten als auch die Führung der Hand übernehmen – ansonsten kann der Massierte die Handmuskeln nicht entspannen. Massieren Sie nie direkt auf den Knochen und den Gelenken, sondern stets nur auf den Muskeln und in den Bereichen zwischen den Knochen und Sehnen.

1 INNENFLÄCHE UND FINGER . . . *Gefühl ist Trumpf*

Massieren Sie zunächst die Innenfläche der Hand mit beiden Daumen, dann außen mit den Fingern (links). Dann fassen Sie die Hand am Handgelenk und massieren vorsichtig jeden Finger einzeln nach außen (unten links).

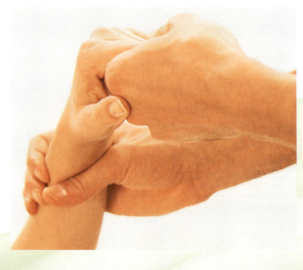

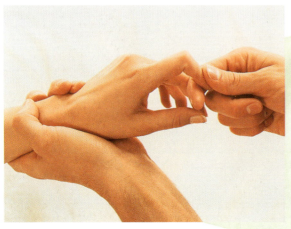

2 DER KREISEL . . . . . *Vertrauen und Entspannung*

In der gleichen Position – Halt und Unterstützung unterhalb des Handgelenks – fassen Sie nun die Hand und lassen sie vorsichtig im Handgelenk kreisen. Das funktioniert nur, wenn der Massierte die Hand ganz locker lässt. Deshalb dürfen Sie keinesfalls so weit drehen, dass es weh tun und eine Gegenbewegung auslösen könnte (oben).

Ganzkörpermassage

FÜSSE – ZEH FÜR ZEH

Wenn die anfänglichen Kitzelgefühle erst einmal verflogen sind, gibt es kaum eine Massageart, die entspannender ist als die Fußmassage – mit Ausnahme der Gesichtsmassage. Das Kitzelgefühl ist übrigens nur eine Frage des Zupackens: Zu wenig Druck erzeugt bei fast jedem Menschen ein Kitzeln. Wichtig bei dieser Massage ist, dass Sie nicht zu viel Öl an Ihren Fingern haben, weil Sie sonst kaum ausreichend Druck auf die einzelnen Fußpartien ausüben können. Beim Massieren der Füße werden Sie mit ziemlicher Sicherheit Stellen entdecken, die kleine Knötchen aufweisen und auf Druck mit Schmerz reagieren.
Nehmen Sie dann den Druck zunächst zurück, bearbeiten Sie diese Stellen aber mit langsam wieder ansteigendem Druck öfter und länger als andere.

STRETCHING & CO. . . . . *Zeigt her eure Füße*

Beginnen Sie am besten mit dem Ausstreichen der Fußoberseite – zwischen den Sehnen –, so dass sich der Fuß an die Berührung gewöhnt (unten links).
Im nächsten Schritt ziehen Sie die Zehen seitlich auseinander, zwischen 1. und 2., zwischen 2. und 3. usw. (rechts). Nun massieren Sie die Fußunterseite mit kreisenden Bewegungen der Daumen von der Ferse bis zu den Zehen oder umgekehrt (unten Mitte). Speziell an der Ferse ist ein hoher Druck erforderlich, an der Innenseite der Fußwölbung ein geringerer. Kneten Sie auch alle Zehen einzeln gründlich durch. Abschließend ziehen Sie sie etwas in die Länge (unten rechts) und spreizen noch einmal die Zehen auseinander. Das tut gut!

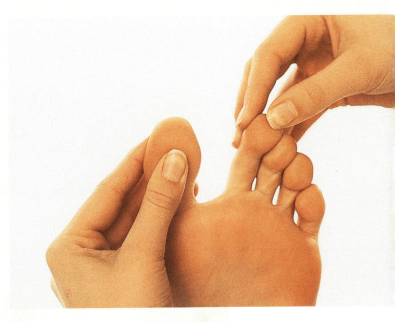

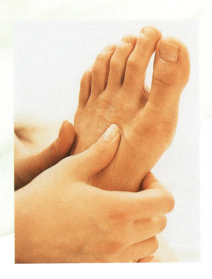
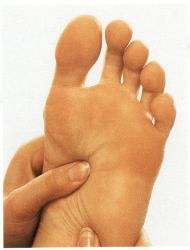
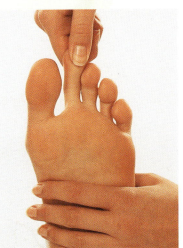

Ganzkörpermassage

SO GEHT'S
GESICHT

Wer gelegentlich zur Kosmetikerin geht, wird eine gute Gesichtsmassage sicherlich zu schätzen wissen. Denn Stress und Hektik des Alltags führen zu vielerlei Verspannungen, die besonders vor der Gesichtsmuskulatur nicht Halt machen. Spätestens dann, wenn es Ihnen schwer fällt, ein »echtes« und fröhliches Lächeln zustande zu bringen, ist eine Gesichtsmassage fällig.

Übrigens: Nicht jeder mag die Massage des Gesichts direkt im Anschluss an die Fußmassage. Diese Abfolge ist zwar sinnvoll, weil die Gesichtsmuskeln am schwierigsten zu entspannen sind, jedoch keineswegs zwingend – es geht ebenso gut andersherum. Öl ist im Gesicht weniger angenehm. Nehmen Sie besser eine pflegende Gesichtslotion, die auf den Hauttyp abgestimmt ist.

1 STIRN GLÄTTEN .... *Entspanntes Gesicht*

Sie knien oder stehen hinter dem Kopf des Massierten. Legen Sie beide Hände so auf, dass die Daumen in der Mitte der Stirn zusammentreffen und die Finger den Kopf am Haaransatz halten. Nun streichen Sie mit den Daumen in Richtung Schläfen, setzen erneut etwas tiefer an und wandern so Strich für Strich ein Stückchen tiefer.

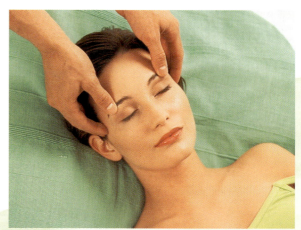

2 AUGENBRAUEN ...... *Auch sie brauchen Pflege*

Wenn Sie bei den Augenbrauen angelangt sind, streichen Sie diese in der gleichen Richtung aus, wobei Sie den Knochen, auf dem die Augenbrauen liegen, nicht nur obenauf massieren, sondern seiner Wölbung folgen. Aber bitte Vorsicht: Wenn Ihre Fingernägel nicht ausreichend kurz sind, könnten Sie das Oberlid verletzen.

STRICH FÜR STRICH EINE WOHLTAT

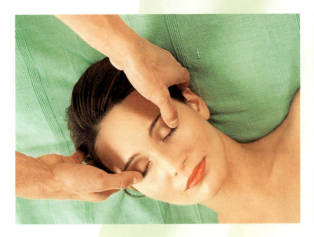

3 OBERLID STREICHELN .... *Ganz, ganz sanft*

Was Sie nun tun müssen, ist weniger Streichen als vielmehr Streicheln. In der gleichen Richtung nämlich streichen Sie nun das gesamte Oberlid ab, unter dem der empfindliche Augapfel liegt. Wenn Sie auch nur ein wenig zu stark drücken, sieht der Massierte Sternchen – und das sollte nun wirklich nicht sein!

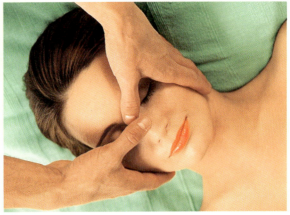

4 NASENFAHRRAD .... *Bitte nicht niesen!*

Nun fahren Sie mit den Daumen direkt neben und auf dem Nasenbein auf und ab. Sollte der Massierte zufällig gerade Kopfschmerzen oder Schnupfen haben, so wirkt sich dieser Teil der Gesichtsmassage besonders positiv aus. Drücken Sie zum Abschluss das Nasenbein seitlich zwischen Daumen und Zeigefinger auf und ab.

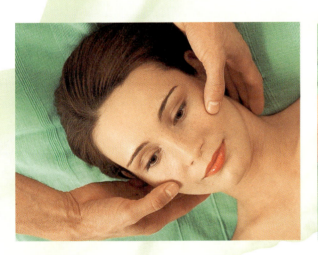

5 WANGEN AUSSTREICHEN......... *Ernst bleiben*

Streichen Sie nun mit den Daumen direkt unterhalb der Augen von der Nase bis zu den Ohren. Anfangs ganz sanft streichen, dann ruhig etwas kräftiger. Achtung: Brauchen Sie eventuell noch ein wenig Lotion?
Arbeiten Sie sich wiederum Strich für Strich vor, bis der Ansatzpunkt jeweils an den Ecken der Lippen liegt.

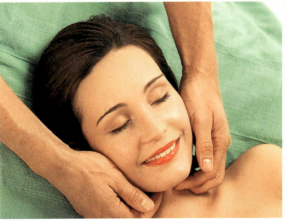

6 WANGEN UND OHREN .... *Bitte lächeln*

Nun sind Ihre Handballen an der Reihe: Setzen Sie diese auf den Wangen nahe der Augen an, und streichen Sie ganz langsam die gesamte Wangenpartie aus. Bis zu den Ohren, die Sie gern noch zusätzlich ein wenig kneten dürfen, oder bis zum Halsansatz. Sie glauben gar nicht, wie sehr diese großflächige Bewegung entspannt.

SO GEHT'S
GESICHT

Ganzkörpermassage

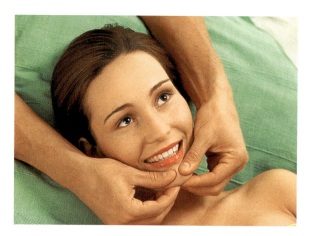

7 KIEFERKNOCHEN, DIE ERSTE .... *Feinarbeit*

Von der Mitte des Kieferknochens aus streichen Sie diesen in leicht kreisenden Bewegungen mit Daumen, Zeigefinger und Mittelfinger nun nach außen in Richtung Ohren. Die Chancen stehen ziemlich gut, dass Sie dabei irgendwelche Verhärtungen entdecken. Wenn das der Fall sein sollte, verweilen Sie an der entsprechenden Stelle mit Ihrer Bewegung ein Weilchen und tasten sich dann erst langsam weiter voran ...

8 KIEFERKNOCHEN, DIE ZWEITE ....
.... *Zahnfleisch massieren erhält die Zähne*

Versuchen Sie anschließend, auch etwas tiefer zu kreisen, so dass Sie am Kinn das Zahnfleisch mit erreichen. Das entspannt zwar keine Muskeln, ist aber ausgesprochen durchblutungsfördernd und hält die Zähne länger gesund. Schließlich leiden viele Menschen unter Zahnfleischschwund, der von zu schwachem Zahnfleisch zeugt. Bitte beim Massieren Vorsicht am Halsansatz: Hier wird ein zu starker Druck von den meisten im Allgemeinen nicht so gut vertragen.

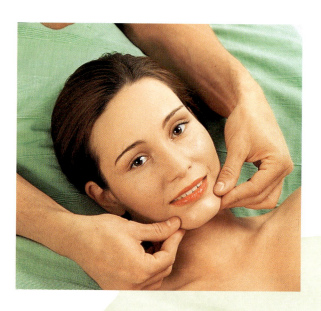

9 KAUMUSKULATUR ....
.... *Zähne zusammenbeißen ist out*

Suchen Sie jetzt den Ansatzpunkt der Kaumuskulatur – er liegt kurz unter dem Wangenknochen, da wo die Vertiefung beginnt. Massieren Sie den Bereich kreisförmig, zunächst nur sanft, dann mit langsam ansteigendem Druck. Da an dieser Stelle meist extreme Verspannungen vorliegen, dürfen Sie sich dafür getrost etwas mehr Zeit lassen. Sie wollen das Resultat wissen? Es besteht in einem wunderschönen und völlig relaxten Lächeln. Ist es nicht das, was wir uns wünschen?

Ganzkörpermassage

POSITIVE AUSSTRAHLUNG

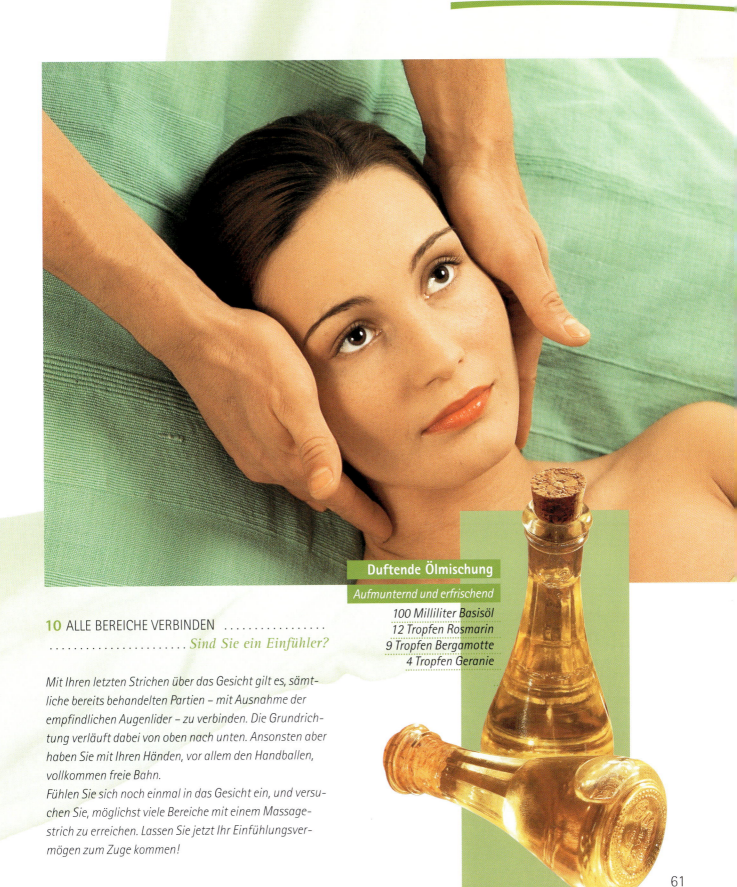

Duftende Ölmischung
Aufmunternd und erfrischend

100 Milliliter Basisöl
12 Tropfen Rosmarin
9 Tropfen Bergamotte
4 Tropfen Geranie

10 ALLE BEREICHE VERBINDEN ....
.... *Sind Sie ein Einfühler?*

Mit Ihren letzten Strichen über das Gesicht gilt es, sämtliche bereits behandelten Partien – mit Ausnahme der empfindlichen Augenlider – zu verbinden. Die Grundrichtung verläuft dabei von oben nach unten. Ansonsten aber haben Sie mit Ihren Händen, vor allem den Handballen, vollkommen freie Bahn.

Fühlen Sie sich noch einmal in das Gesicht ein, und versuchen Sie, möglichst viele Bereiche mit einem Massagestrich zu erreichen. Lassen Sie jetzt Ihr Einfühlungsvermögen zum Zuge kommen!

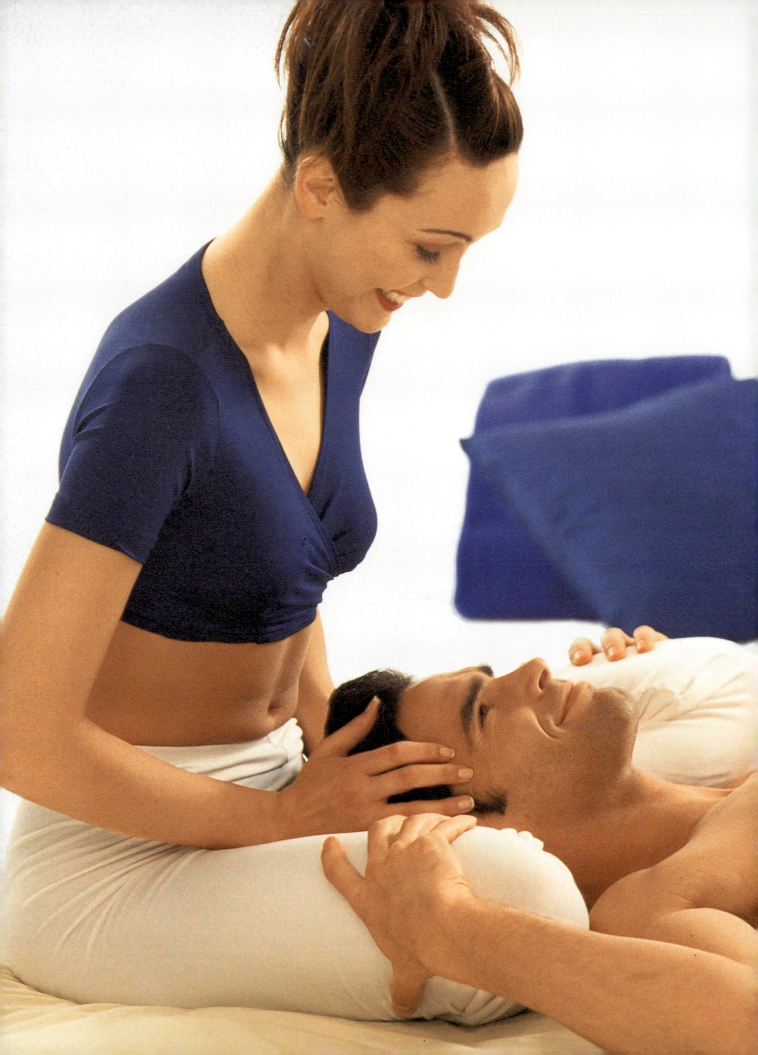

MASSAGE-VIELFALT

Es gibt eine Reihe verschiedener Massagevarianten für spezielle Probleme. So löst beispielsweise die Bindegewebsmassage Verklebungen zwischen Hautschichten oder steigert die manuelle Lymphdrainage die »Müllbeseitigung« des Körpers. Akupressur bzw. Shiatsu ist oft der ideale Ersatz für Schmerzmittel bei Alltagszipperlein – und Ayurveda-Massage, hinter der wie bei Akupressur und Shiatsu ein ganzheitliches Konzept steckt, bringt uns neue Energie. All dies lernen Sie auf den folgenden Seiten kennen.

MASSAGEARTEN
BINDEGEWEBSMASSAGE

Bei der Bindegewebsmassage geht es darum, über gezielte Verschiebungen der Hautschichten gegeneinander Nervenimpulse zu aktivieren, die zu einer gesteigerten Durchblutung der jeweils zugeordneten Organe führen (siehe Seite 18 ff.) sowie Verklebungen der Hautschichten zu beseitigen. Die Technik selbst – also das Verschieben der Hautschichten in den jeweiligen Zonen – ist einfach: Sie setzen Ihre Fingerkuppen auf die Haut, üben einen nicht zu starken Druck aus und schieben in die Richtungen, wie auf der Abbildung unten rechts bzw. auf den nächsten Seiten angegeben. Treten dabei Schmerzen auf, sollten Sie die Massage sofort beenden und einen erfahrenen Masseur aufsuchen.

DIAGNOSE – NUR VOM GEÜBTEN MASSEUR

Der erste Teil der Bindegewebsmassage, die Diagnose, ist nichts für Laien. Es ist nämlich so, dass sich Störungen an inneren Organen in den jeweilig zugeordneten Hautzonen direkt zeigen können. Der geübte Masseur kann sie zum Beispiel daran erkennen, dass die Haut an bestimmten Stellen eingezogen ist, an anderen wiederum sichtbar hervortritt. Sind diese Zeichen nicht vorhanden, erspürt er mit den Fingerkuppen »Verklebungen« zwischen den Hautschichten, die es anschließend bei der Massage zu beseitigen gilt. Zudem können sich Störungen an inneren Organen – etwa des Herzens – auch als Schmerzen in den zugehörigen Hautbereichen zeigen. Dies muss der Masseur erfragen und gegebenenfalls in das Gesamtbild – Augenschein und Tastbefund – einordnen. Nur so ist eine exakte Diagnose mit anschließender Therapie möglich.

Das können Sie natürlich nicht leisten – es sei denn, Sie entschließen sich, eine entsprechende Ausbildung zu machen. Sie haben also prinzipiell zwei Möglichkeiten: Entweder Sie machen bei Ihrem Partner eine spezielle Bindegewebsmassage nach Anleitung durch die Fotos bzw. Illustrationen oder aber Sie vertrauen darauf, dass Sie die jeweiligen Bindegewebsverklebungen bei der klassischen Ganzkörpermassage teilweise mit erreichen – gewissermaßen als ein Nebenprodukt. Auch das bringt Ihnen schon eine ganze Menge.

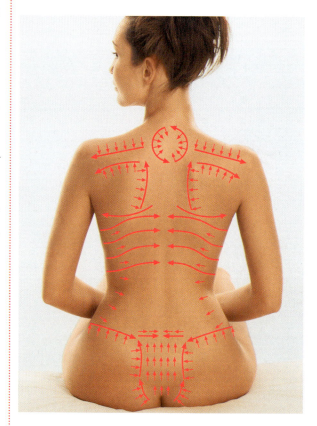

DRUCK UND SCHUB . . . . *Immer den Pfeilen nach*

Große Pfeile zeigen die Grundrichtung: An den kleinen Pfeilen drücken und in die jeweilige Richtung schieben.

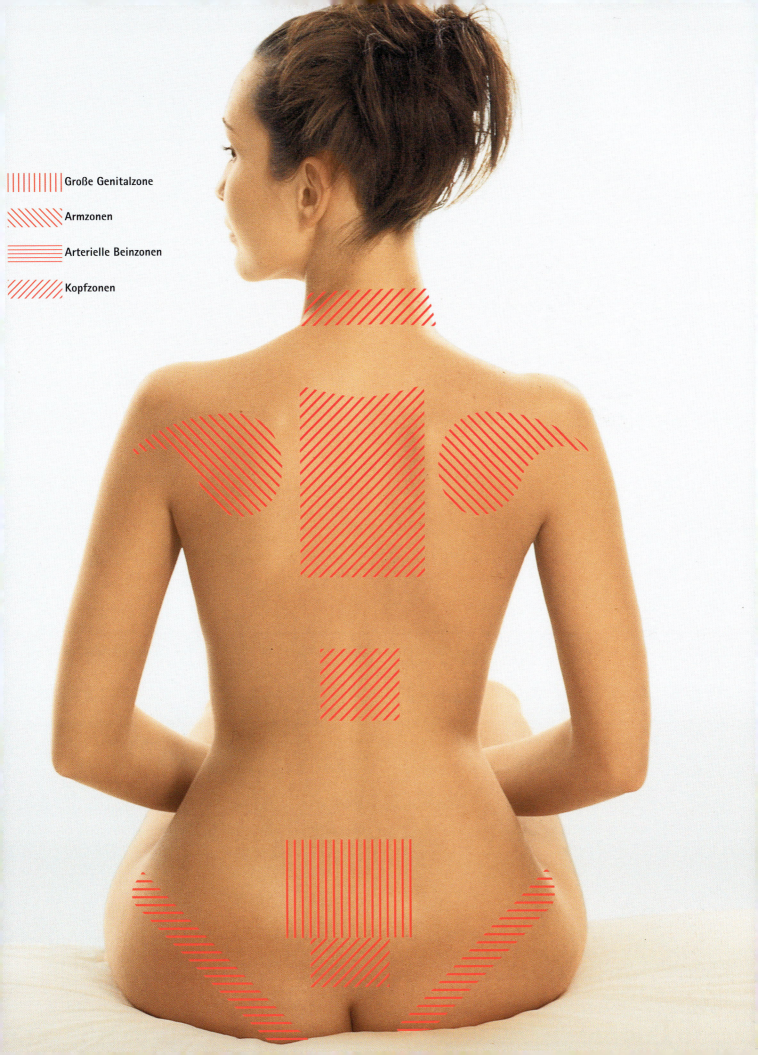

MASSAGEARTEN
BINDEGEWEBSZONEN

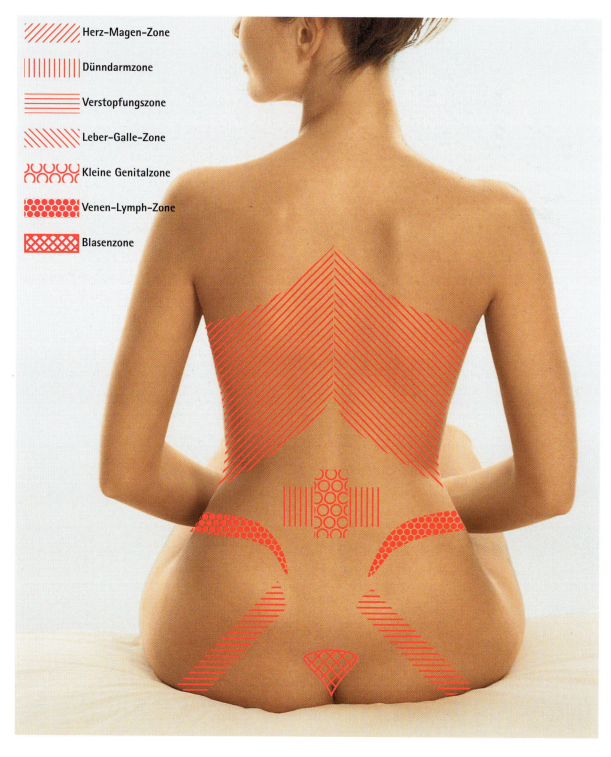

Wenn der Massierte über Probleme in den Bindegewebszonen klagt, sollten Sie diese entsprechend der Richtungspfeile auf Seite 64 besonders intensiv behandeln. Eventuell erkennen Sie sogar eingezogene oder vorgewölbte Bereiche der Haut. Natürlich kann es nicht schaden, wenn Sie alle Zonen auf diese Weise massieren.

Massagevielfalt

FASZIENTECHNIK AM KOPF

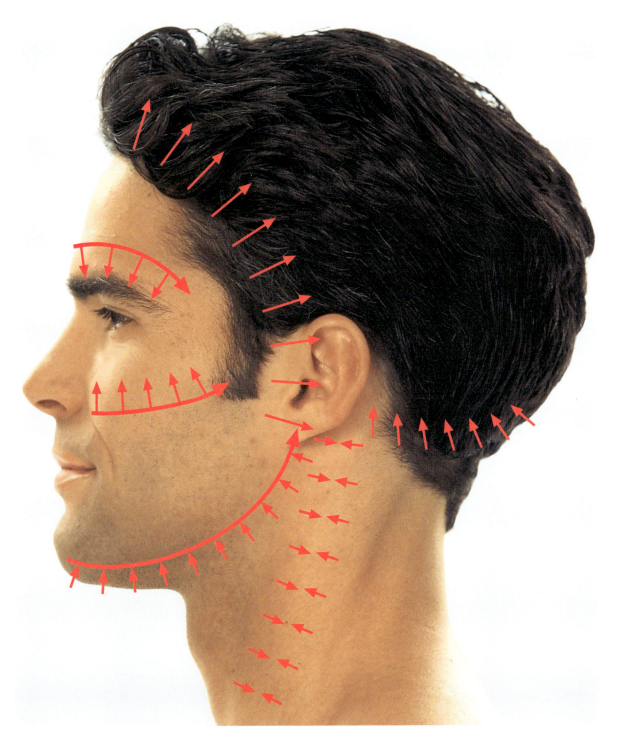

Wenden Sie die Faszientechnik – das heißt »Einhaken« in tieferen Hautschichten und Schieben der Hautschichten in die jeweiligen Richtungen (Pfeile) – am Kopf an, dürfen Sie natürlich weniger Druck ausüben als am Rücken. Das gilt insbesondere für die Augenbrauenpartie, wo zu starker Druck sehr schmerzhaft ist.

MASSAGEARTEN
BINDEGEWEBSMASSAGE/OBERKÖRPER

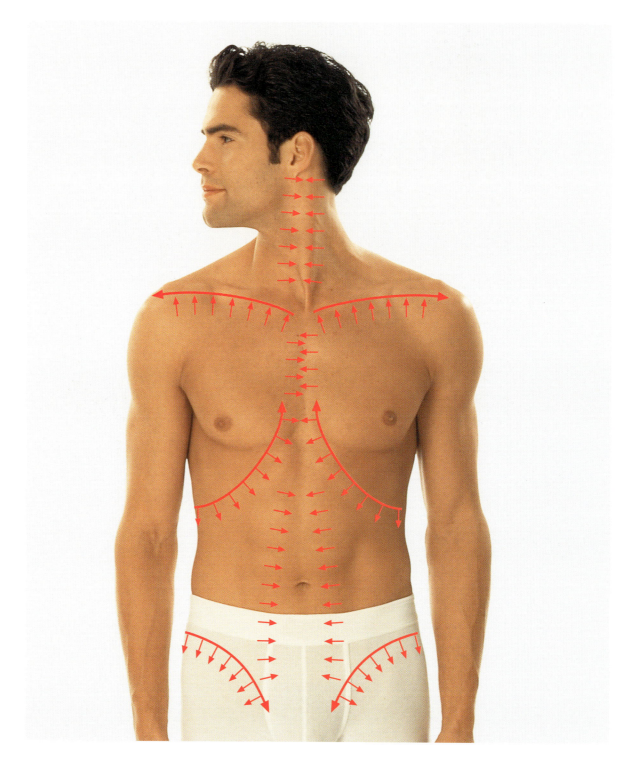

Am Oberkörper dürfen Sie wieder mehr Druck anwenden. Wenn Sie eine Frau massieren, ist aber Vorsicht angesagt: Oberhalb der Brüste, in der Leistengegend und am Bauch reagieren Frauen im Allgemeinen etwas empfindlicher als Männer. Ansonsten gilt die hier gleiche Verfahrensweise wie immer: drücken und verschieben.

Massagevielfalt

ARME UND RUMPF

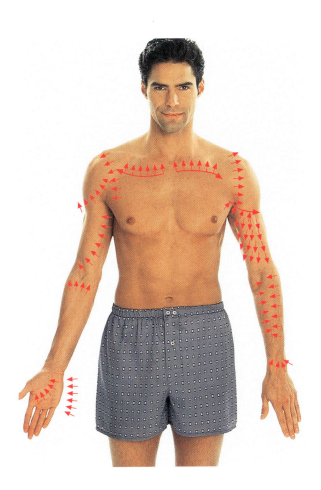

1 ARME UND BRUST ... *Sanft an den Oberarmen*

Bei der Massage von Frauen ist auch an den Oberarmen meist deutlich weniger Druck möglich. Das Gleiche gilt bei Frauen – wie erwähnt – oberhalb der Brüste.

2 SEITENANSICHT ...... *Im Liegen geht's besser*

Sie können die Bindegewebsmassage der Rumpfseiten natürlich auch im Stehen durchführen (rechts). Bequemer und entspannter für beide Parteien ist es aber, wenn der Massierte auf dem Rücken liegt. In der Achselhöhle müssen Sie aufpassen. Sind die Lymphknoten hier geschwollen, dürfen Sie in keinem Fall weitermachen!

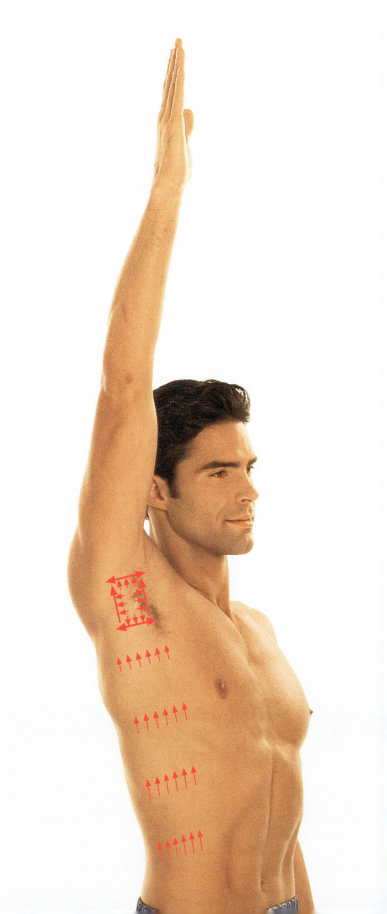

MASSAGEARTEN
MANUELLE LYMPHDRAINAGE

Vielen Frauen dürfte die Lymphdrainage durch eine Kosmetikbehandlung geläufig sein. Doch das ist beileibe nicht ihr einziges Einsatzgebiet: Die manuelle Lymphdrainage hilft bei schweren, müden Beinen mit Wassereinlagerungen (Ödemen), bei Ödemen nach Operationen, bei Akne und immer dann, wenn der normale Fluss der Lymphe, zum Beispiel durch zu wenig Bewegung, eingeschränkt ist. Keinesfalls anwenden dürfen Sie die Lymphdrainage bei akuten bakteriellen oder viralen Infektionen wie Mumps und bei Krebserkrankungen. Dann gehört diese Therapieform nur in die Hände des Fachmanns! Das Ziel einer Lymphdrainage ist es, dem Inhalt der Lymphgefäße zu einer schnelleren Reise in die großen Lymphknoten unseres Körpers – unter den Achseln, im Halsbereich und in der Leistengegend – zu verhelfen. Zusätzlich aber bringt diese Form der Massage neben der positiven Wirkung auf die Lymphgefäße auch jede Menge Entspannung.

EIN SCHRITT VORWÄRTS, ZWEI ZURÜCK ...

Die Massagestriche bei der Lymphdrainage gehen zwar wie bei der klassischen Massage zur Körpermitte hin – bzw. zu den größeren Lymphknoten –, beginnen aber in der Nähe der großen Lymphknoten. Das hat einen einfachen Grund: Die den Lymphgefäßen am nächsten liegenden Kanäle müssen zunächst entleert werden für die nachströmende Lymphe. Die grundlegende Druckrichtung sind also die großen Lymphgefäße, wobei die Hände sich Stück für Stück von ihnen entfernen. Wichtig ist, dass der Druck – bzw. die kreisende Druckbewegung – etwa fünf- bis siebenmal an jeder Stelle ausgeübt wird, denn die Lymphe ist so träge, dass es dauert, bis der Strom in Gang kommt. Die Druckphase sollte länger sein als die Entspannungsphase. Außerdem muss der Druck so gering sein, dass weder Schmerzen noch Hautrötungen auftreten.

1 GANZER KÖRPER ..... *Entwässerung und mehr*

Die Pfeile auf dem Foto links geben die jeweiligen Grundrichtungen an. Aber bitte denken Sie daran: In der Nähe der Lymphknoten – zur Not auf Seite 15 nachschauen – beginnen. Die Körperhälften symmetrisch bearbeiten.

2 KOPF .... *Schönheit ist Trumpf*

Am Kopf gilt das gleiche Prinzip. Hier jedoch sollten Sie noch deutlich sanfter vorgehen als am Körper – wenn sich die Haut rötet, ist der Druck zu stark.

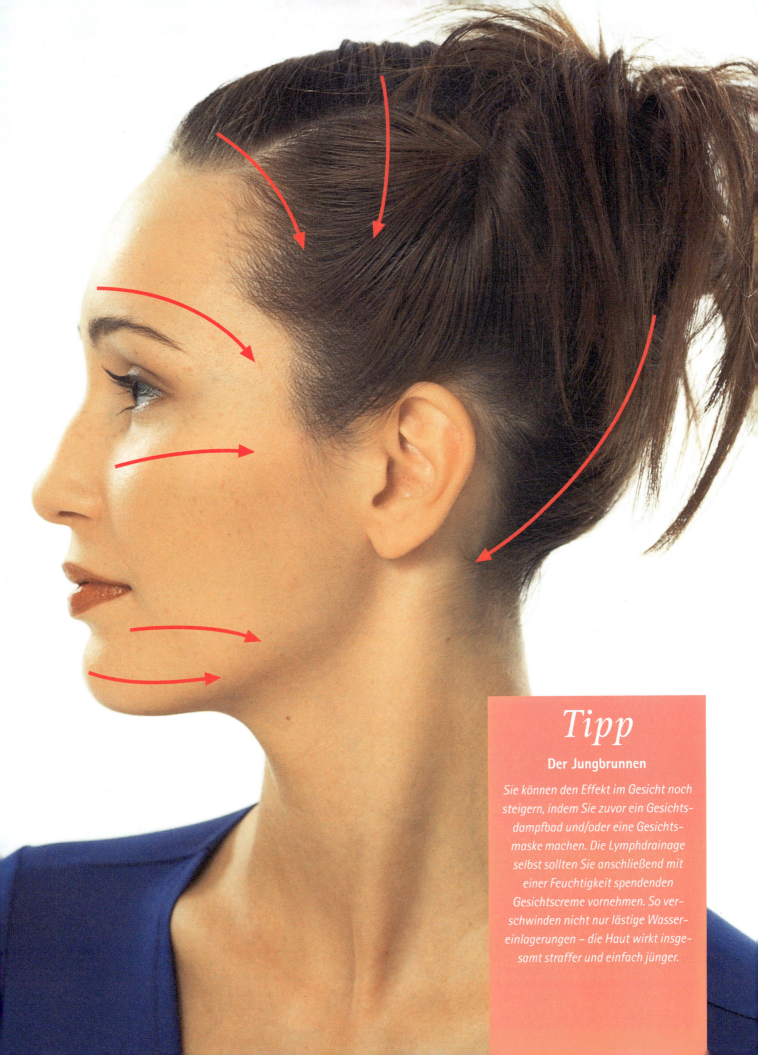

Tipp

Der Jungbrunnen

Sie können den Effekt im Gesicht noch steigern, indem Sie zuvor ein Gesichtsdampfbad und/oder eine Gesichtsmaske machen. Die Lymphdrainage selbst sollten Sie anschließend mit einer Feuchtigkeit spendenden Gesichtscreme vornehmen. So verschwinden nicht nur lästige Wassereinlagerungen – die Haut wirkt insgesamt straffer und einfach jünger.

MASSAGEARTEN
REFLEXZONENMASSAGE – FÜSSE

Wenn Sie noch nie eine Fußreflexzonenmassage erhalten haben, werden Sie vielleicht Probleme haben, sich ihre unglaublich entspannende und sogar heilende oder lindernde Wirkung vorzustellen. Dennoch sollten Sie es ausprobieren. Machen Sie es nach dem »Wie-du-mir-so-ich-dir-Prinzip« doch einmal mit Ihrem Partner. Dabei wird Ihnen vermutlich sowohl das Nehmen wie auch das Geben Spaß bereiten und Sie zu einem treuen Anhänger dieser Technik machen.

ES GEHT ABER AUCH GANZ ALLEIN

Natürlich können Sie sich auch selbst eine Fußmassage geben. Das ist allerdings – Pech für Singles – bei weitem nicht so entspannend.

Als Alternative können Sie auch die Reflexzonen der Hände massieren. Dies ist oft sinnvoll bei Personen, mit denen Sie weniger intim sind als mit Ihrem Partner. Oder auch in Situationen, wo man sich nicht unbedingt Schuhe und Strümpfe auszieht, bzw. wenn Sie sich beim Massieren Ihrer eigenen Füße zu sehr verrenken müssen. Diese Form der Reflexzonenmassage ist jedoch meiner Erfahrung nach etwas weniger effektiv als die der Füße. Aber es ist am besten, Sie testen es selbst.

Um eines vorwegzunehmen: Auf sicheren wissenschaftlichen Grundlagen steht die Reflexzonenmassage von Füßen und Händen nicht. Anders als etwa die Headschen Zonen, die als Grundlage der Bindegewebsmassage dienen, sind die Verbindungen zwischen den Nerven der Reflexzonen an Füßen und Händen und den inneren Organen bisher nicht eindeutig nachgewiesen worden. Es ist also ein wenig so wie mit der Akupunktur bzw. ihren »Ablegern« Akupressur und Shiatsu: Man weiß, dass es funktioniert, aber nicht so ganz genau, warum und wie.

EINE ENTDECKUNG DER INDIANER

Die Theorie der Reflexzonen und ihrer Behandlung resultiert ursprünglich aus mündlichen Überlieferungen der Indianer Nordamerikas, die von dem amerikanischen Arzt William Fitzgerald (1872–1942)

1 VON AUSSEN NACH INNEN... *Erfahrungssache*

Nach meiner Erfahrung fällt es den meisten Menschen bei einer Fremdmassage leichter, die Berührung der Füße zu ertragen, wenn man an äußeren Bereichen mit der Massage beginnt. Dazu umfassen Sie den Fuß so, dass Sie zum Ausüben des Drucks die Daumen benutzen und mit den Fingern an der Fußsohle relativ starken Gegendruck ausüben. Starten Sie Ihre Massage auf beiden Seiten um die Knöchel herum – hier bitte nur sehr sanft drücken, da dieses Gebiet sehr druckempfindlich ist – und arbeiten Sie sich Stück für Stück bis zu den Zehen vor. Da Sie später noch die Unterseite der Füße behandeln werden, brauchen Sie jetzt noch nicht allzu weit ins Fußgewölbe vordringen.

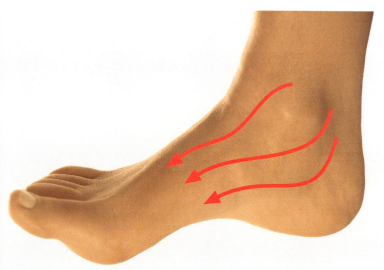

Massagevielfalt

INNEN UND AUSSEN

INNENSEITEN

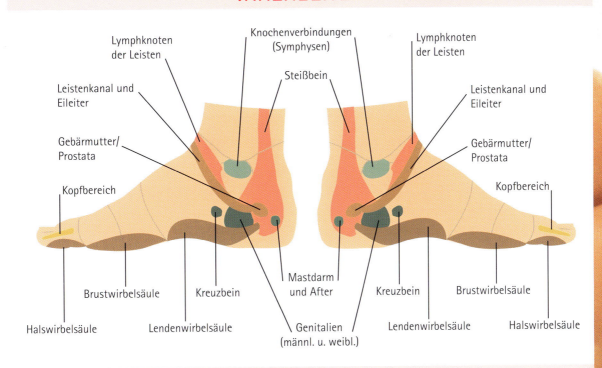

AUSSENSEITEN

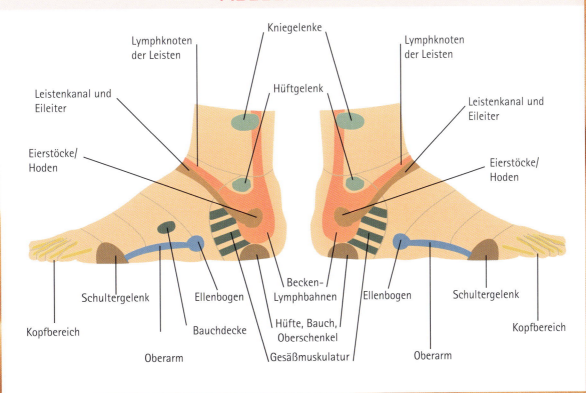

Massagevielfalt

MASSAGEARTEN
REFLEXZONENMASSAGE – FÜSSE

in einem System von Reflexzonen zusammengefasst wurden. Anders als die Headschen Zonen verläuft dieses System jedoch nicht quer zum Körper, sondern längs – also von oben nach unten – und natürlich enden diese vertikalen Zonen in den Füßen und Händen. Ebenfalls in den USA wurde von der Masseurin Eunice Ingham das System dann dergestalt verfeinert, dass sich in den Füßen (vor allem den Sohlen) und den Händen der ganze Körper reflexhaft widerspiegelt, so dass seitdem sogar einzelne Organe oder Organsysteme relativ exakt auffindbar sind (siehe Reflexzonenkarten).

Ob Sie nun daran glauben, dass diese Reflexzonen tatsächlich existieren oder nicht, spielt eigentlich keine Rolle. Sie werden vielleicht einfach merken, dass nach ein paar Massagen die Migräne seltener kommt, die Rückenschmerzen nachlassen oder dass, während Sie den Unterbauchbereich Ihres Partners reflexzonenmäßig massieren, auf einmal der Bauch anfängt, zu knurren und zu gurgeln. Nehmen Sie dies alles doch einfach als Bestätigung dafür, dass da etwas abläuft, von dem wir nicht genau wissen, wie es funktioniert.

HAUPTSACHE: BEQUEM UND ENTSPANNT

Sie können Ihre Reflexzonenmassage eigenständig oder auch im Rahmen der klassischen Ganzkörpermassage machen. Wichtig dabei ist, dass der Massierte bequem liegt oder sitzt – was ohnehin selbstverständlich sein sollte. Das gilt natürlich auch, wenn Sie eine Selbstmassage machen. Sie müssen dabei Ihre Füße bequem erreichen, ohne sich dafür an anderer Stelle zu verkrampfen.

Ansonsten würden Sie statt Probleme zu lösen nur neue schaffen – Sie wären hinterher angespannter als vorher. Bezüglich der Hände ist das natürlich einfacher. Im Prinzip gelten hier jedoch die gleichen Regeln wie an den Füßen. Weil aber die Fußmassage erstens wirksamer und zweitens in ihren Erfolgen besser gesichert ist, werde ich mich im Folgenden darauf beschränken. Auf den Seiten 76 ff. finden Sie dennoch auch die Reflexzonenmassage der Hände.

GLEITEN SIE DAHIN

Eigentlich funktioniert diese Form der Massage auch ganz gut ohne Gleitmittel wie Öl, Creme oder Lotion. Doch ist gerade die Haut der Füße oft so rau und stumpf, dass jegliches Gleiten unmöglich wird. In der Reflexzonenmassage ist es zwar sinnvoll, den Druck möglichst gezielt und punktgenau einsetzen zu können, dennoch empfiehlt es sich, auch mit kreisenden Bewegungen zu arbeiten, um einen etwas größeren Bereich zu behandeln – und das geht meist nur mit ein wenig Lotion oder Öl. Zudem ist es meiner Erfahrung nach für den Massierten entspannender, wenn Sie neben diesen gezielten Griffen für bestimmte Organe auch ausstreichende Bewegungen wie in der klassischen Massage mit in die Fußreflexzonenmassage einbeziehen.

Versuchen Sie es einfach zunächst ohne Gleitmittel. Sie werden schnell merken, ob es funktioniert oder nicht. Wenn nicht, nehmen Sie ein wenig Körperlotion oder eine winzige Menge Öl, und streichen Sie den Fuß damit ein. Wenn es zu viel Öl ist, werden Sie es ebenso rasch festestellen, weil Sie dann keinen festen Kontakt zur Haut bekommen.

Massagevielfalt

REFLEXZONENKARTE FÜSSE/OBEN

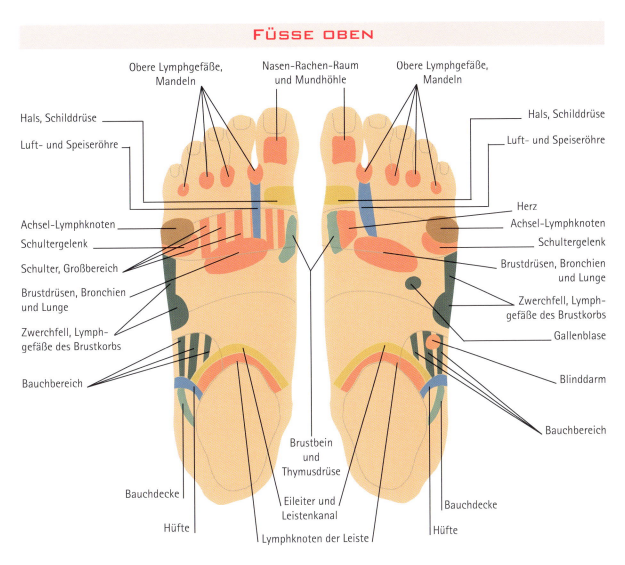

FÜSSE OBEN

- Obere Lymphgefäße, Mandeln
- Nasen-Rachen-Raum und Mundhöhle
- Obere Lymphgefäße, Mandeln
- Hals, Schilddrüse
- Luft- und Speiseröhre
- Hals, Schilddrüse
- Luft- und Speiseröhre
- Herz
- Achsel-Lymphknoten
- Schultergelenk
- Schulter, Großbereich
- Brustdrüsen, Bronchien und Lunge
- Zwerchfell, Lymphgefäße des Brustkorbs
- Bauchbereich
- Achsel-Lymphknoten
- Schultergelenk
- Brustdrüsen, Bronchien und Lunge
- Zwerchfell, Lymphgefäße des Brustkorbs
- Gallenblase
- Blinddarm
- Bauchbereich
- Bauchdecke
- Hüfte
- Brustbein und Thymusdrüse
- Eileiter und Leistenkanal
- Lymphknoten der Leiste
- Bauchdecke
- Hüfte

2 OBERSEITE IM ÜBERBLICK ...... *Längs gestreift*

Um die Fußoberseite (Fußrist) zu massieren, müssen Sie sich nicht nur an den Reflexzonen, sondern auch am Verlauf der Sehnen und Knochen orientieren. Die Massagerichtung geht vom Sprunggelenk zu den Zehen. Fahren Sie mehrfach mit dem Daumen streichend bis zu den Zehzwischenräumen, wobei Sie den Druck nach und nach steigern. Anschließend können Sie einzelne Problemzonen behandeln, wo Sie entweder zuvor Verhärtungen gespürt haben oder wo vielleicht Beschwerden an den zugehörigen Organen vorliegen. Für die einleitenden Streichungen empfiehlt sich ein wenig Öl.

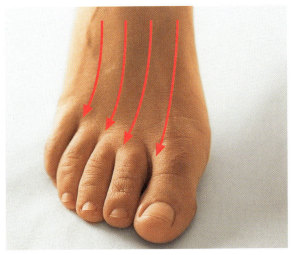

MASSAGEARTEN
REFLEXZONENMASSAGE – FÜSSE

Erste Regel: Jeder Fuß muss einzeln massiert werden. Wenn Sie beide Füße durchgearbeitet haben, können Sie entweder nochmals einzeln auf spezielle Bereiche eingehen, um diese zu lösen, oder mit jeweils einer Hand parallel und synchron beide Füße durchmassieren, bzw. bestimmte sensible Punkte gezielt bearbeiten – dies ist dann ganz besonders entspannend.

Zweite Regel: Beginnen Sie an der Unterseite der Zehen, und arbeiten Sie sich zu den Fersen vor, bevor Sie sich die Seiten und den Spann vornehmen.

Dritte Regel: Sie benötigen mehr Druck bei dicken Hautpartien – also an den Zehenspitzen, dem Ballen und der Ferse – und weniger an den weichen Teilen, besonders direkt auf den Knochen.

NUR NICHT ZU ZAGHAFT

Die meisten von uns sind gerade an den Füßen ziemlich kitzlig. Haben Sie davor keine Angst, sondern fassen Sie beherzt zu. Dann vergeht das Gefühl der »Kitzligkeit« sehr schnell und weicht dem angenehmen Gefühl des Loslassens.

Andererseits gibt es – vor allem, wenn Ihr Partner die ersten Fußmassagen bekommt – Punkte, an denen Schmerzen auftreten. Auch wenn er nicht laut aufschreit, werden Sie dies merken, weil er sich unbewusst etwas anspannt oder den Atem anhält. Diese schmerzhaften Punkte sind wichtig. Sie dürfen jetzt keinesfalls nach dem Motto »Da musst du durch« vorgehen. Merken Sie sich diese Stellen, verringern Sie den Druck, und massieren Sie den Bereich erst einmal weniger punktuell als vielmehr großflächig mit kreisenden Bewegungen.

Im zweiten Arbeitsgang nehmen Sie sich diese Stellen erneut vor, indem Sie den Druck langsam steigern und stets knapp unter der Schmerzgrenze bleiben. Dafür lassen sich keine Regeln aufstellen. Folgen Sie Ihrem Einfühlungsvermögen. Sie werden nach ein paar Sitzungen feststellen, dass Ihr Partner an diesen Punkten nach und nach mehr Druck verträgt. Das ist ein gutes Zeichen, deutet es doch darauf hin, dass sich etwas tut.

Optimal ist es natürlich, jeden Tag eine solche Wohltat zu erhalten. Zweimal pro Woche sollten Sie eine Fußreflexzonenmassage aber schon machen.

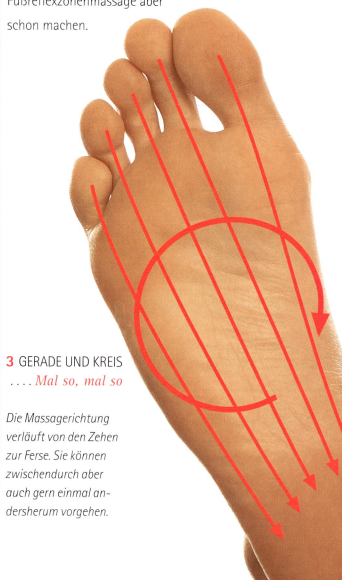

3 GERADE UND KREIS
.... *Mal so, mal so*

Die Massagerichtung verläuft von den Zehen zur Ferse. Sie können zwischendurch aber auch gern einmal andersherum vorgehen.

Massagevielfalt

REFLEXZONENKARTE FÜSSE/UNTEN

FÜSSE UNTEN

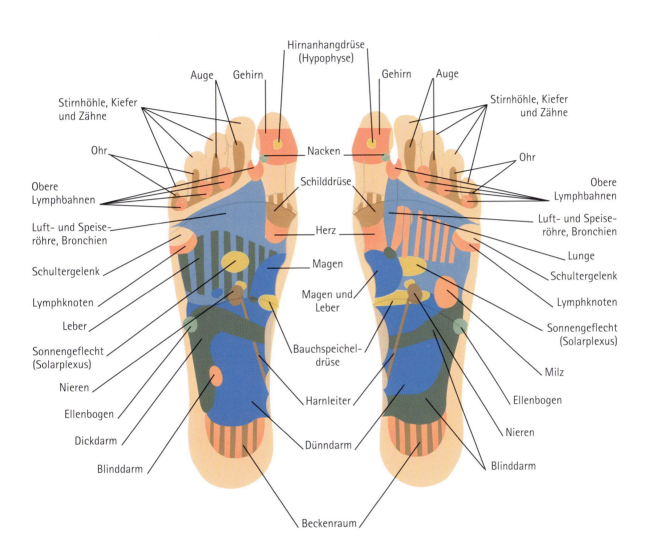

4 BITTE NICHT KITZELN! ....
.... *Eine Frage des Drucks*

Nach Abschluss der oberen Fußteile ist nun die Sohle der Füße an der Reihe. Die Fußsohle ist unser sensibelster Bereich – das weiß jeder aus eigener Erfahrung. Sie ist aber auch der Bereich, in dem die Reflexzonenmassage meiner Erfahrung nach die stärkste Wirkung zeigt.

Entsprechend der Grundrichtung (links) arbeiten Sie sich zwar von den Zehen bis zur Ferse vor. Dennoch ist es zwischendurch immer wieder sinnvoll, aus diesem Konzept auszubrechen und beispielsweise die Zehen nach außen hin zu streichen. In der Mitte des Fußgewölbes – ihr entsprechen die Bauchorgane (siehe Fußreflexzonenkarte oben) – können Sie auch größere kreisende Bewegungen machen. Aber bitte immer im Uhrzeigersinn!

REFLEXZONENMASSAGE – HÄNDE

Abgesehen davon, dass wohl nur die wenigsten an den Händen kitzlig sind und dass Sie hier normalerweise kein Gleitmittel benötigen, gilt für die Massage der Handreflexzonen prinzipiell dasselbe, was für die Fußreflexzonenmassage wichtig ist. Auch hier kann stärkerer Druck an manchen Stellen Schmerzen bereiten. Wie an den Füßen sollten Sie sich diese Stellen im zweiten Durchgang – und bei späteren Massagen – besonders vornehmen.

VORSICHT BEI DEN KNOCHEN DER HAND

Achten Sie darauf, dass Sie direkt auf Knochen und größere Muskeln wie Daumenballen keinen zu starken Druck ausüben. Konzentrieren Sie sich in erster Linie auf die Stellen zwischen den Knochen und Sehnen. Dabei können Sie Ihre Massage entweder an den Fingerkuppen beginnen und dann zum Handgelenk fortschreiten oder umgekehrt. Die Bewegung Richtung Fingerspitzen wird im Allgemeinen als entspannender empfunden, die andere Massagerichtung dagegen eher als anregend.

GÖNNEN SIE DEN HÄNDEN EIN BAD

Nachdem Sie nun alle Bereiche punktförmig bzw. kreisend massiert haben, sollten Sie die Hände noch in längeren Bewegungen sanft ausstreichen. Dieses Ausstreichen der Hände können Sie auch schon zu Beginn der Behandlung vornehmen, da sich auf diese Weise muskuläre Verspannungen – wie sie besonders an den Händen oft vorkommen können – sehr schön beseitigen lassen. Ebenfalls angenehm und entspannend wirkt ein warmes Handbad mit Pflegezusätzen am Anfang und/oder am Ende einer Handmassage.

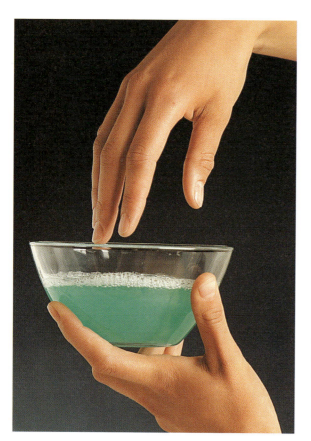

VON SANFT BIS HART . . . . *Reine Zeitfrage*

Beginnen Sie die Massage der Hände am besten mit sanftem, ansteigendem Druck der Daumenkuppen (kleines Foto, rechte Seite). In der Handinnenfläche können Sie anschließend weniger gezielt, aber mit stärkerem Druck auch mit den Fingerknöcheln arbeiten (rechte Seite). Bezüglich der Hände sollten Sie bedenken, dass die Reflexzonenmassage hier weniger stark wirkt als an den Füßen. Aus diesem Grund empfiehlt es sich, die Hände einfach etwas länger und häufiger zu massieren. Falls Sie mit bestimmten Organen Probleme haben, dann können Sie sich anhand der Karten (siehe Seite 80 f.) informieren, welche Bereiche Sie besonders beachten sollten.

Massagevielfalt

AN DEN HÄNDEN

Tipp

Wenn Sie das Knöcheldruckverfahren in der Handinnenfläche anwenden und die zu bearbeitende Hand dabei auf dem Tisch ablegen, kann der Druck leicht zu stark werden. In diesem Fall sollten Sie besser ein wenig Creme oder Lotion nehmen. Das ist jedoch nicht nötig, wenn Sie die Hand auf dem Oberschenkel ablegen – der gibt genügend nach.

REFLEXZONENKARTE HÄNDE/AUSSEN

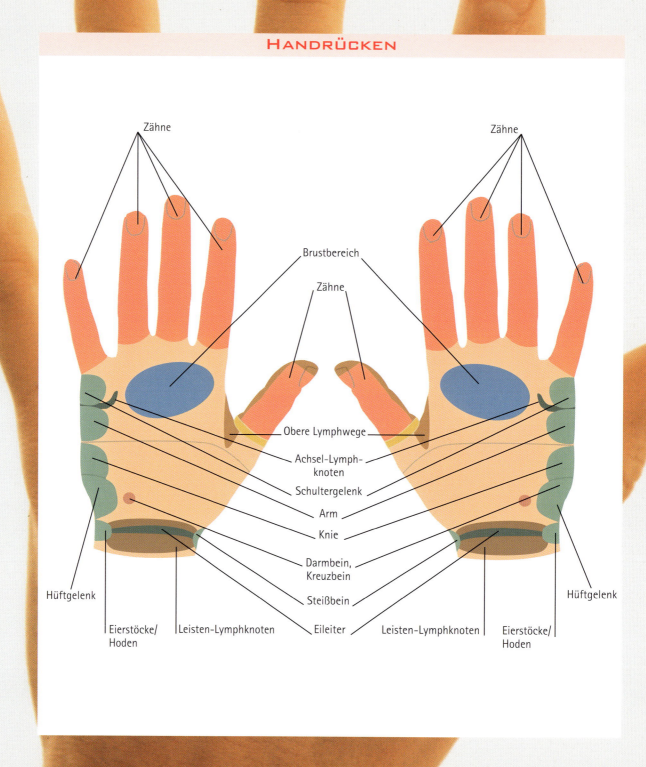

REFLEXZONENKARTE HÄNDE/INNEN

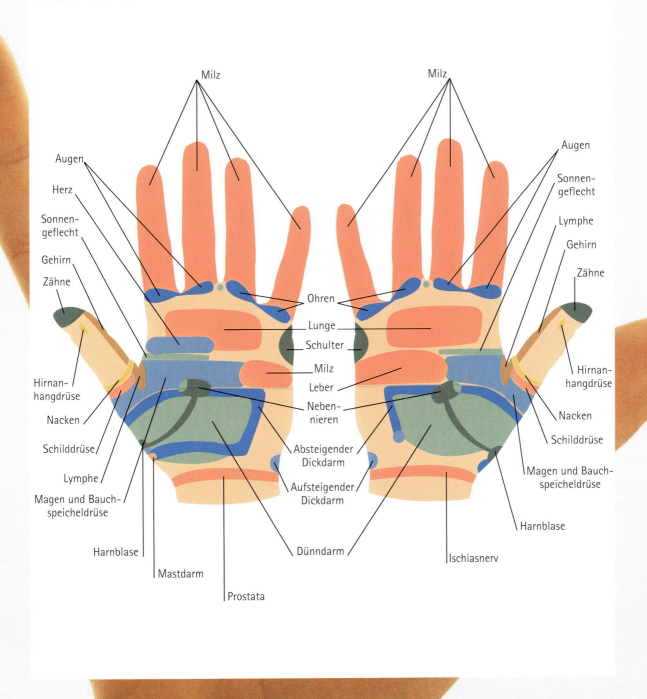

MASSAGEARTEN
AKUPRESSUR UND SHIATSU

Wohl jeder hat schon einmal von den wundersamen Heilwirkungen der Akupunktur gehört. Viele haben sie – auch hierzulande – bereits am eigenen Leib erfahren. Dabei werden feine Nadeln aus Gold oder Silber, heute meist aus Stahl, in genau festgelegte Punkte des Körpers gepiekst, die auf den so genannten Meridianen oder Leiterbahnen des Körpers liegen.

Sowohl Akupunktur als auch Akupressur haben die gleichen Wurzeln: ostasiatische, genauer chinesische Wurzeln. Aufgrund von Erfahrungen haben die Chinesen bereits vor Tausenden von Jahren dieses System der direkt unter der Haut verlaufenden Meridiane entdeckt, das für den Energietransport unseres Körpers zuständig sein soll. Sind diese Meridiane an irgendeinem Punkt blockiert – mögliche Ursachen sind Stress, falsche Ernährung, zu wenig Bewegung etc. – kann die Lebensenergie (chinesisch »Qi«; sprich »Tchih«) nicht mehr frei fließen. Das Gleichgewicht des Körpers gerät dadurch in Unordnung: Der Mensch wird krank.

ENERGIE FREI FLIESSEN LASSEN

Die Meridiane sind, wie die Wissenschaft herausgefunden hat, nicht mit unserem Nervensystem identisch. Es ist auch (noch) nicht klar, ob und wenn ja, welche anderen »Energien« fließen und durch welche Kanäle. Wissenschaftlich gesichert ist aber, dass das Einstechen der Akupunkturnadeln in bestimmte Punkte tatsächlich zur Heilung oder wenigstens zur Linderung von Beschwerden führen kann. Es handelt sich also sowohl bei der Akupunktur als auch bei ihren nadellosen Varianten Akupressur und dem japanischen Shiatsu um eine reine Erfahrungsheilkunde. Zwar haben die Chinesen – und später die Japaner – ihre Heilkunst mit einem theoretischen System untermauert, mit moderner Wissenschaft haben diese Systeme jedoch rein gar nichts zu tun. Es ist eher ein naturphilosophisch-religiöses System, in dem Begriffe wie die »Elemente« (zum Beispiel Feuer, Wasser, Wind), »Himmel«, »Erde«, die chinesischen Symbole für das »männliche« Yang und das »weibliche« Yin sowie die Lebenskraft »Qi« eine Rolle spielen. Doch letztlich kommt es nur darauf an: Akupressur und Shiatsu – und natürlich die Akupunktur – funktionieren. Und schon wieder gibt es nur eines: ausprobieren.

UNIVERSELL EINSETZBARE SELBSTTHERAPIE

Einiges, das in unmittelbarem Zusammenhang mit Akupressur und Shiatsu Bedeutung hat, wenden wir ganz automatisch an, wenn wir zum Beispiel Kopfschmerzen haben. Die meisten von uns drücken sich bei Spannungskopfschmerzen auf die Schläfen, eventuell auch auf die Nasenwurzel oder andere Punkte am Kopf. Und oftmals spüren wir, dass es dadurch besser wird. Der eine oder andere unter Ihnen mag weitere Beispiele kennen, wo er sich durch solch intuitive Drucktechnik Linderung verschafft hat. Es kann jedoch nicht schaden, sich ein paar weitere Punkte einzuprägen, die bei dem einen oder anderen Leiden hilfreich sein können.

Das Schöne ist, dass Akupressur und Shiatsu nahezu in jeder Lebenslage – sei es am Arbeitsplatz, im Flugzeug oder in der Bahn und natürlich zu Hause – angewandt werden können und gegen die

MERIDIANSYSTEM/VORNE

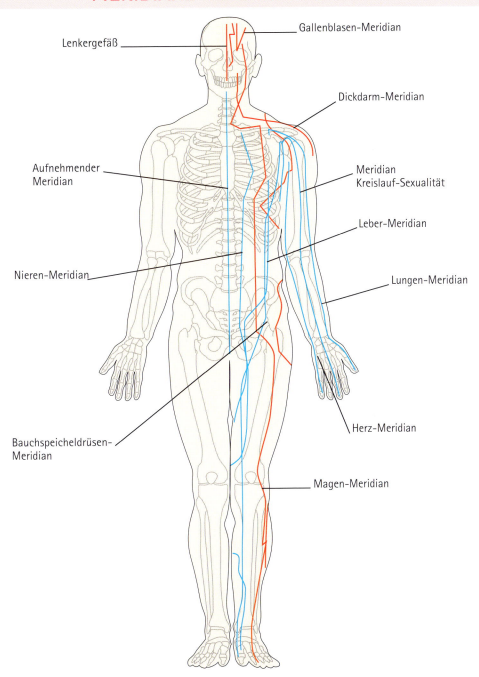

Meridiane Vorderansicht

- Lenkergefäß
- Gallenblasen-Meridian
- Dickdarm-Meridian
- Aufnehmender Meridian
- Meridian Kreislauf-Sexualität
- Leber-Meridian
- Nieren-Meridian
- Lungen-Meridian
- Herz-Meridian
- Bauchspeicheldrüsen-Meridian
- Magen-Meridian

HAUPTMERIDIANE .... *Pipelines mit Power*

Nach chinesischer Vorstellung wird unser Körper von 14 Hauptmeridianen durchzogen, die jeweils paarig auf der Vorder- sowie Rückseite des Körpers verlaufen.

Diese Meridiane, auch Leiterbahnen für den Energietransport genannt, sind jeweils bestimmten Organsystemen zugeordnet. Wird die Energie in einem der Meridiane blockiert, so lässt sie sich durch gezielte Akupunktur oder Akupressur wieder zum Fließen bringen.

MASSAGEARTEN
CHINA & JAPAN – DIE ZWILLINGE

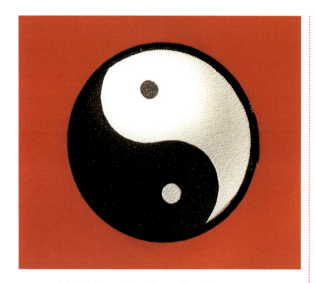

unterschiedlichsten Beschwerden eingesetzt werden. Und das – anders, als wenn wir auf Tabletten zurückgreifen – so gut wie ohne Nebenwirkungen.

KEIN BEIPACKZETTEL

Prinzipiell gilt aber: Jedes Verfahren, das wirkt, kann auch Nebenwirkungen haben. Doch im Fall von Akupressur und Shiatsu sind die Nebenwirkungen nicht gravierend. Denn wenn es unangenehm wird, wenn Sie Kopfschmerzen bekommen, Ihnen schwindelig wird oder ähnliche Begleiterscheinungen auftreten sollten, dann hören Sie ganz einfach auf. Natürlich lassen sich im Rahmen dieses Buchs über verschiedene Massagetechniken nicht alle Akupressur- und Shiatsu-Punkte darstellen. Dafür gibt es spezielle Bücher, über die Sie sich, so Sie an dieser Technik Gefallen finden, im Anhang informieren können (siehe Anhang). Auch wird im folgenden Abschnitt – wo Sie die wichtigsten Punkte gegen die häufigsten Erkrankungen und Beschwerden finden werden – darauf verzichtet, zwischen Akupressur- und Shiatsu-Punkten zu unterscheiden.

In Anbetracht der Tatsache, dass beide Techniken auf demselben Erfahrungssystem basieren und entsprechend viele Überschneidungen aufweisen, macht dies auch wenig Sinn. Es geht schließlich nicht um eine besondere Vorliebe für die eine oder andere Kultur, sondern um wirksame und möglichst schnelle und einfache Hilfe.

Sie ahnen es bereits: Auch in diesem Fall kommen wir natürlich nicht ganz ohne Regeln aus. Weil die Grundregeln für die klassische Massage – wann man nicht massieren darf (siehe Seite 31) – auch hier gelten, sollen sie nicht noch einmal erwähnt werden. Doch auch die Grifftechnik ist wichtig. Der Einfachheit halber und weil das chinesische System das ältere – und damit wohl erfahrenere – ist, beschränken wir uns hier auf die Techniken der Akupressur.

DIE GRUNDTECHNIK DER AKUPRESSUR

Drücken Sie möglichst punktgenau mit dem Daumen auf jeden einzelnen Punkt, und beenden Sie den Druck mit einer kreisenden Bewegung um diesen Punkt herum. Bei akuten, stärkeren Schmerzen sollten Sie allerdings keinen allzu großen Druck ausüben, bei chronischen Beschwerden dagegen etwas mehr.
Vereinigung von Punkten: Wenn Sie in den Abbildungen auf den nächsten Seiten für dieselben Beschwerden mehrere, nahe beieinander liegende Punkte finden, dann können Sie diese Punkte auf einer geraden Linie schiebend verbinden.
Dabei wirken Streichungen in Richtung Körpermitte nach chinesischer Anschauung in erster Linie energieaufbauend – also anregend – solche in Gegenrichtung eher beruhigend.

MERIDIANSYSTEM/HINTEN

Meridiane Rückansicht

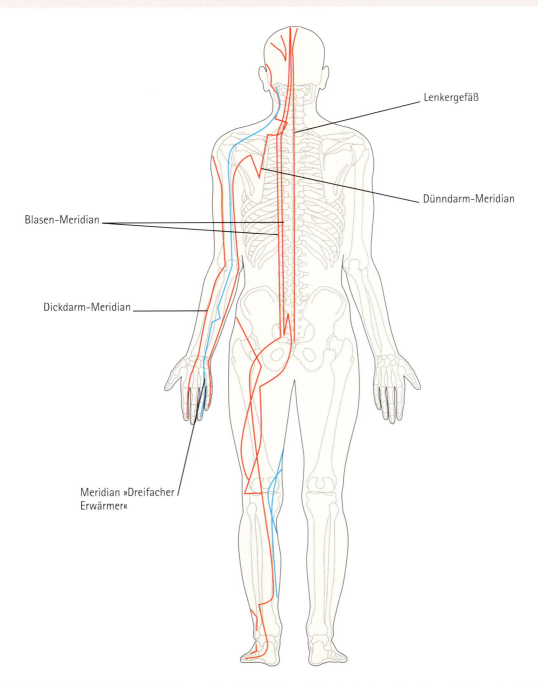

- Lenkergefäß
- Dünndarm-Meridian
- Blasen-Meridian
- Dickdarm-Meridian
- Meridian »Dreifacher Erwärmer«

DIE AKUPUNKTURPUNKTE... *Pieksen oder drücken?*

Auf den Meridianen liegen mehrere Hundert Akupunkturpunkte, in die der ausgebildete Therapeut seine Nadeln piekst. Um dabei den oder die jeweils richtigen Punkte zu finden, bedarf es schon einer gehörigen Portion Wissens und Erfahrung – nichts für den Laien also. Glücklicherweise sind unsere Finger weniger spitz als die Akupunkturnadeln, so dass es bei Akupressur und Shiatsu nicht ganz so punktgenau zugehen muss.

SO GEHT'S
BEI KOPF- UND KREISLAUFBESCHWERDEN

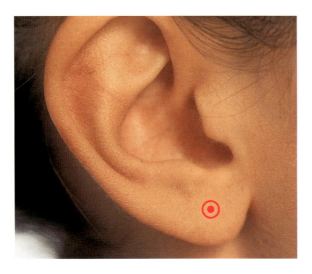

KOPFSCHMERZEN .... *Schritt 1*

Tasten Sie mit etwas Druck Ihre Ohrläppchen ab (etwa in der Mitte). Dort, wo es dabei am meisten weh tut, liegen Sie goldrichtig. Drücken bzw. massieren Sie die Punkte an beiden Ohren gleichzeitig. Hilft meist sehr schnell.

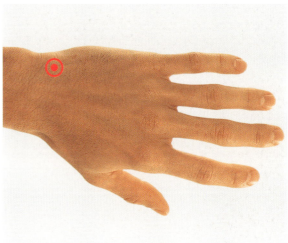

KOPFSCHMERZEN .... *Schritt 2*

Auf der Linie, wo man seine Armbanduhr trägt, liegt ein deutlich fühlbarer Knochenwulst. Direkt dahinter – Richtung Ellenbogen – liegt eine Vertiefung, in der sich ebenfalls ein Druckpunkt gegen Kopfschmerzen befindet.

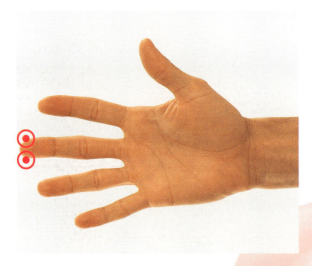

KREISLAUFBESCHWERDEN .... *Schritt 1*

Wenn Sie morgens nicht »in Gang kommen« oder wenn das Wetter Ihren Blutdruck sinken lässt: Drücken Sie die beiden seitlichen Punkte an der Mittelfingerkuppe zwischen Daumen und Zeigefinger so fest wie es geht.

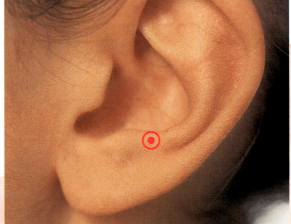

KREISLAUFBESCHWERDEN .... *Schritt 2*

Der nächste Punkt – beide Seiten werden synchron massiert – liegt in einer deutlichen Vertiefung des ersten Knorpelwulstes am Ohr, knapp oberhalb des Ohrläppchens. Drücken Sie fünfmal dort hinein.

BEI RÜCKEN- UND MAGENSCHMERZEN

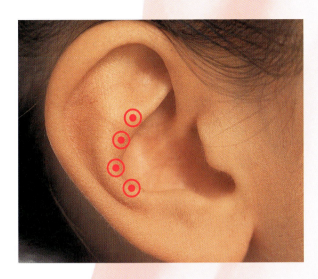

RÜCKENSCHMERZEN.................. *Schritt 1*

Von außen nach innen betrachtet, gibt es drei Wulste – einen äußeren, sehr weichen, einen zweiten, knorpeligen und den dritten, kürzeren und ziemlich festen. Diesen drücken Sie nun fest zwischen Daumen und Zeigefinger.

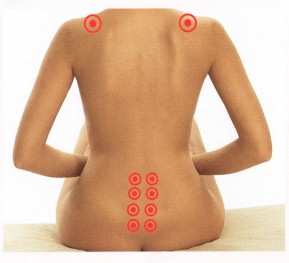

RÜCKENSCHMERZEN.................. *Schritt 2*

In der Mitte zwischen Schulterspitze und Hals sitzen die ersten Punkte – wieder da, wo es auf Druck hin schmerzt. Diese bitte gleichzeitig behandeln. Ebenfalls synchron: die Punkte neben der Wirbelsäule, kurz über dem Po.

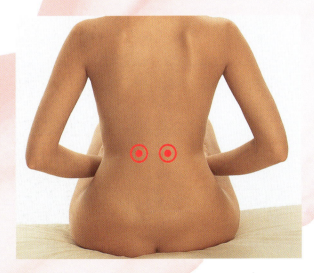

MAGENSCHMERZEN UND VERSTOPFUNG.. *Schritt 1*

Nehmen Sie die Daumen, und ertasten Sie mit Ihnen neben der Wirbelsäule die erste Rippe. Direkt darunter, zwei bis drei Zentimeter neben der Wirbelsäule, liegen die rückwärtigen Druckpunkte gegen Magenbeschwerden.

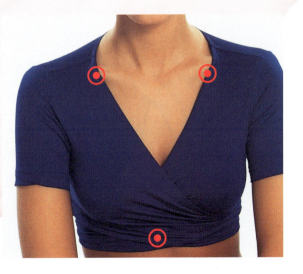

MAGENSCHMERZEN UND VERSTOPFUNG.. *Schritt 2*

Der wichtigste Punkt gegen Magenschmerzen und Verstopfung liegt unterhalb des Brustbeins. Einmal kräftig mit dem Finger drücken. Die anderen Punkte befinden sich jeweils in der Mitte unterhalb des Schlüsselbeinknochens.

Massagevielfalt

SO GEHT'S
BEI MIGRÄNE

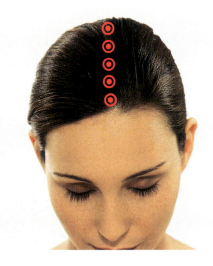

MIGRÄNE .... *Schritt 1*

Drücken Sie die abgebildeten Punkte auf der Mittellinie des Kopfes von hinten nach vorn. Mehrmals wiederholen, dann die Punkte sanft mit den Knöcheln klopfen.

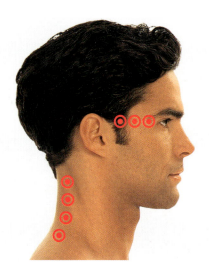

MIGRÄNE .... *Schritt 2*

Optimal ist es, die auf beiden Seiten gelegenen Punkte gleichzeitig und symmetrisch zu massieren. Zuerst die Stirnpunkte, dann die Punkte am Hals massieren.

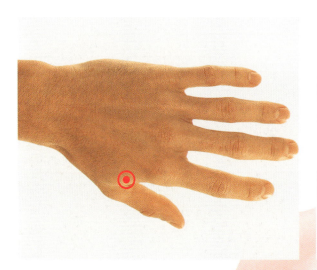

MIGRÄNE .... *Schritt 3*

Bei den meisten Menschen ist die Migräne einseitig oder zumindest auf einer Seite stärker. Behandeln Sie zunächst den Punkt der schmerzenden Seite (zwischen Daumen und Zeigefinger, da wo's auf Druck etwas weh tut).

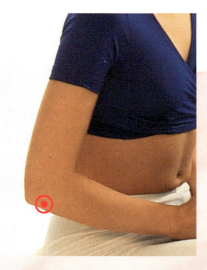

MIGRÄNE .... *Schritt 4*

Meist hilft bereits die Massage der vorigen Migränepunkte. Wenn nicht, dann alle halbe Stunde diesen Punkt drücken: Er liegt an der Außenseite des Unterarms, knapp unterhalb des Ellenbogengelenks.

BEI OHRENSAUSEN UND SCHLUCKAUF

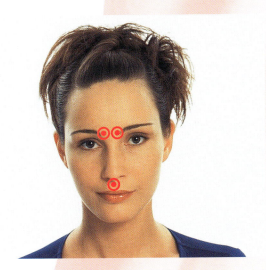

OHRENSAUSEN .... *Schritt 1*

In direkter Verlängerung der Augenbrauen am Nasenbein mit jeweils einem Finger jeder Hand einmal kräftig drücken. Der dritte Punkt liegt oberhalb der Lippe (Mitte), wo das Nasenbein beginnt. Auch hier nur einmal drücken.

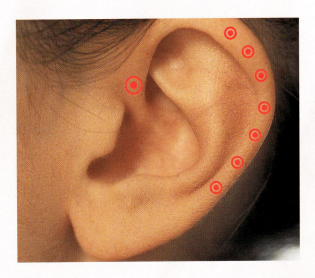

OHRENSAUSEN .... *Schritt 2*

Drücken Sie den äußeren Rand der Ohren punktförmig von oben nach unten und zurück – gern auch mehrmals. Ein weiterer Punkt liegt da, wo dieser Rand nach innen führt und knorpeliger wird – genau in einer kleinen Vertiefung.

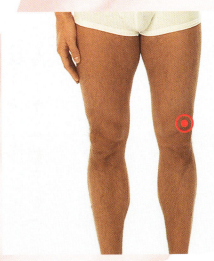

SCHLUCKAUF .... *Schritt 1*

Wenn Sie mit einem Finger am Rand der Kniescheibe seitlich nach oben tasten, finden Sie eine Vertiefung, oberhalb derer ein Knochen beginnt. Auf beiden Seiten gleichzeitig fest drücken und die Finger kreisen lassen.

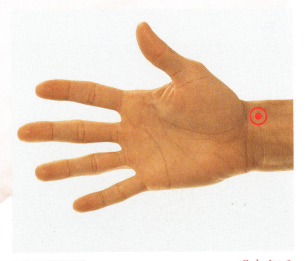

SCHLUCKAUF .... *Schritt 2*

Da, wo das Handgelenk beginnt, in Verlängerung der Daumenaußenkante, liegt ein weiterer Punkt gegen Schluckauf. Massieren Sie den Punkt an beiden Händen in kreisenden Bewegungen – nicht zu stark drücken!

Massagevielfalt

SO GEHT'S
BEI SCHLAFSTÖRUNGEN UND SCHNUPFEN

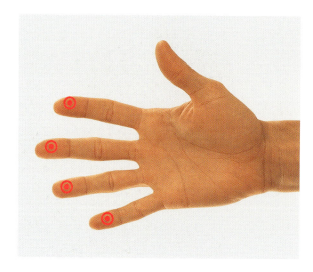

SCHLAFLOSIGKEIT .... *Schritt 1*

Am besten abends anwenden, kurz vor dem Zubettgehen: Drücken Sie jeweils mit dem Daumen nacheinander die Fingerkuppen des 2. bis 5. Fingers – aber nur ganz leicht. Bitte an beiden Händen synchron ausführen.

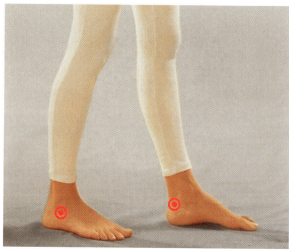

SCHLAFLOSIGKEIT .... *Schritt 2*

Von der Mitte des Knöchels – innen und außen – in Richtung Ferse liegen an beiden Füßen Druckpunkte, die das Nervensystem beruhigen und die Produktion der Schlafhormone normalisieren. Diese kreisend drücken.

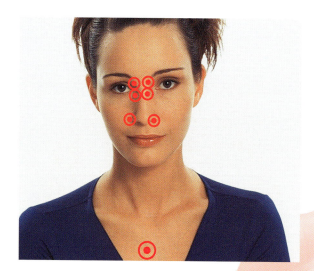

SCHNUPFEN .... *Schritt 1*

Die meisten Punkte, die bei Schnupfen Linderung bringen, liegen am Kopf: in Verlängerung der Augenbrauen, am Nasenbein (Vertiefung!) sowie direkt neben den Nasenflügeln. Ein weiterer Punkt liegt auf dem Brustbein.

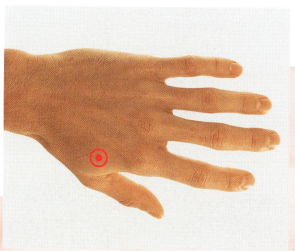

SCHNUPFEN .... *Schritt 2*

Wenn Sie die Daumen leicht an die Zeigefinger legen, entsteht eine Hautfalte. Etwa einen halben Zentimeter oberhalb ihres Anfangspunktes liegt an beiden Händen ein weiterer Punkt gegen Schnupfen – sanft kreisen.

BEI SEHSTÖRUNGEN UND SODBRENNEN

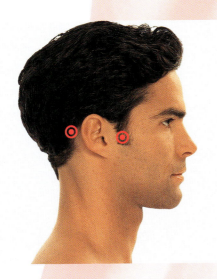

SEHSTÖRUNGEN .... *Schritt 1*

Genau hinter den Ohrmuscheln (Mitte) liegt eine Mulde. Hier beidseitig kreisend massieren. Einen weiteren Punkt finden Sie ebenfalls in einer Mulde von der Ohrmitte Richtung Augen. Bei häufigen Anfällen stärker drücken.

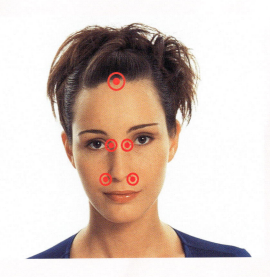

SEHSTÖRUNGEN .... *Schritt 2*

Der erste Punkt liegt am Haaransatz in der Stirnmitte (leichte Mulde), zwei weitere Punkte in Verlängerung des Augenwinkels am Nasenbein und noch zwei Punkte genau da, wo die Nasenflügel beginnen. Nur sanft massieren!

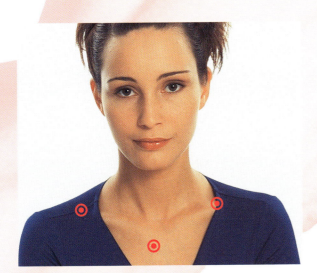

SODBRENNEN .... *Schritt 1*

Den wichtigsten Punkt finden Sie am oberen Ende des Brustbeins (hier nur direkt auf den Knochen drücken). Zwei Ergänzungspunkte liegen am höchsten Punkt der Schlüsselbeine – am obersten Punkt der Rundung.

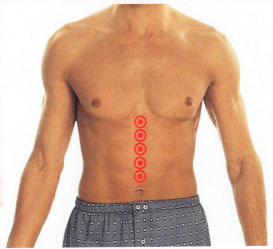

SODBRENNEN .... *Schritt 2*

Falls Sie häufiger unter Sodbrennen leiden, sollten Sie diese Punkte täglich einmal massieren. Legen Sie sich dazu hin, und drücken Sie sanft mit fünf Fingern – unter dem Brustbein beginnend – gerade hinunter bis zum Nabel.

Massagevielfalt

SO GEHT'S
BEI MANDELENTZÜNDUNG UND KRÄMPFEN

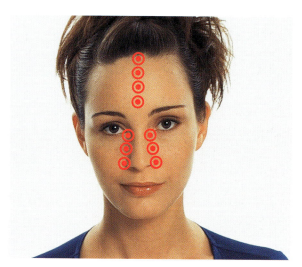

MANDELENTZÜNDUNG................. *Schritt 1*

Klopfen oder drücken Sie mit Zeige- und Mittelfinger gleichzeitig beide Nasenflügel mehrmals von oben nach unten. Dann massieren Sie mit drei Fingern einer Hand die Stirn genau in der Mitte, ebenfalls hinauf und hinab.

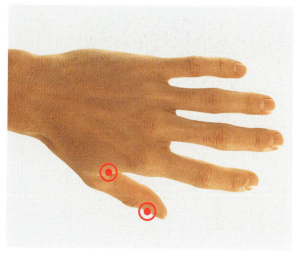

MANDELENTZÜNDUNG................. *Schritt 2*

Ein Punkt liegt in der Hautfalte zwischen Daumen und Zeigefinger. Massieren Sie hier auf und ab, ruhig etwas stärker. Etwa zwei Millimeter neben dem Ansatz des Daumennagels (außen) drücken Sie nun mehrmals sanft.

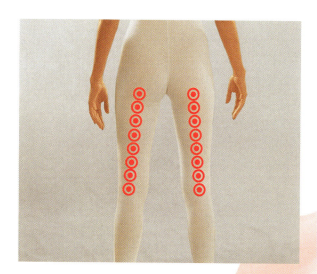

MUSKELKRÄMPFE .... *Schritt 1*

Denken Sie sich eine gerade Linie von den Kniekehlen bis zum Po. Stellen Sie sich locker hin – die rückwärtigen Oberschenkelmuskeln müssen entspannt sein – und drücken Sie auf dieser Linie von den Kniekehlen aufwärts.

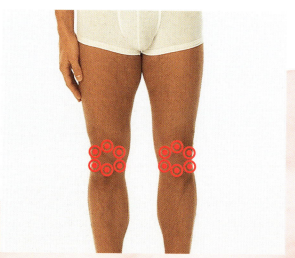

MUSKELKRÄMPFE .... *Schritt 2*

Um die gesamte Kniescheibe herum liegen ebenfalls äußerst wirksame Punkte gegen Krämpfe. Massieren Sie also einfach rund um die Kniescheiben mit ziemlich starkem Druck – am besten im Sitzen.

Massagevielfalt

AKUPUNKTURPUNKTE IM OHR

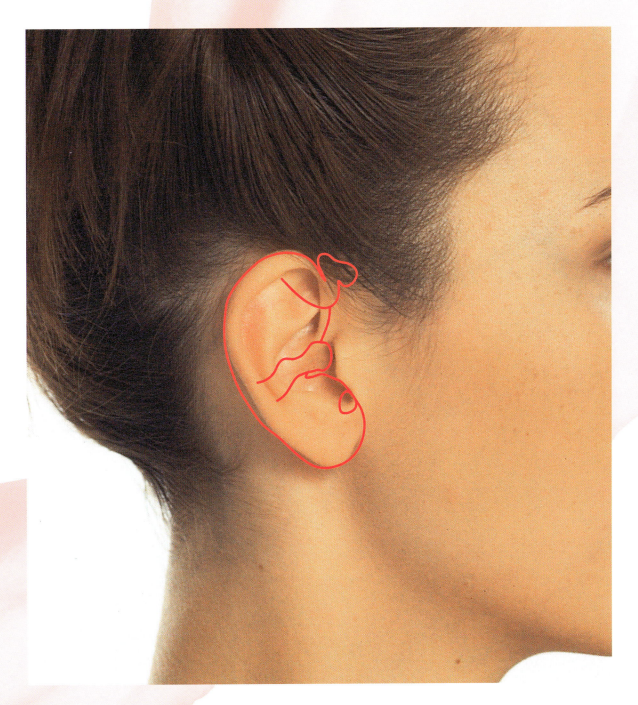

DER KÖRPER SPIEGELT SICH IM OHR..............
.... *Ohrmuschel massieren*

Stellen Sie sich einen Embryo im Mutterleib vor, den Kopf nach unten, aus Platzmangel in der typisch gekrümmten Haltung. Und nun projizieren Sie dieses Bild auf das Ohr:

Sein Köpfchen liegt auf dem Ohrläppchen, der Rücken direkt auf der äußeren Ohrmuschel, in der Ohrmuschel die inneren Bauchorgane undsoweiter. Dieses Bild können Sie immer dann verwenden, wenn Sie irgendwo Probleme haben – massieren Sie einfach den Teil des Ohres, der in diesem Embryobild dem Problemorgan entspricht.

INDIEN – AYURVEDA-MASSAGE

Seit Tausenden von Jahren haben auch die Inder ihr eigene medizinische Ausrichtung – den Ayurveda. Diese Medizin wird in Indien nach wie vor gelehrt und praktiziert, gleichberechtigt neben der westlichen Medizin. Daraus schon lässt sich ableiten, dass die ayurvedische Medizin offensichtlich sehr wirkungsvoll ist.

Wie die traditionelle chinesische Medizin ist auch der indische Ayurveda eine Erfahrungsmedizin, die auf einem naturphilosophisch-religiösen System fußt und daher mit unseren wissenschaftlichen Standards nicht zutreffend beurteilt werden kann. Und ebenso wie in China wird auch hier alles Körperliche – wie auch Seelisches und Geistiges – den Elementen zugeordnet (Luft, Äther, Feuer, Wasser und Erde). Der Mensch bzw. seine Konstitution gehört mehr oder weniger einem der drei so genannten Doshas an: Vata, Pitta oder Kapha. Diese Doshas wiederum sind ganz bestimmten Elementen zugeordnet.

ALLES IN EINEM

Der Ayurveda ist im besten Sinn des Wortes eine ganzheitliche Medizin. So umfasst Ayurveda neben der individuellen Diagnose – dazu gehören Typbestimmung (Vata, Pitta, Kapha), Pulsuntersuchung, Zungen-, Antlitz-, Lippen-, Nagel- und Augendiagnose – die gesamte Ernährung sowie psychologische Hilfen, ausleitende Verfahren wie Abführen und Erbrechen, eine Regulierung des Tagesablaufs, die Atemtherapie und darüber hinaus Yoga, Meditation, Kräuter- und Edelsteinheilkunde – und nicht zuletzt auch die Massage.

Wer genau wissen will, wie eine Ayurveda-Behandlung aussieht, sollte einmal eines der zahlreichen Ayurveda-Zentren oder Ayurveda-Kurhotels besuchen. Man findet sie hierzulande, in Indien, aber auch auf Sri Lanka. Eine Möglichkeit, sich vorab zu informieren, sind natürlich Bücher, von denen es mittlerweile eine ganze Menge zu diesem Thema gibt. Einige Lesetipps finden Sie im Anhang.

Da es hier jedoch ausschließlich um die Ayurveda-Massage gehen soll, werden Sie im Folgenden erfahren, woran Sie erkennen können, zu welchem Konstitutionstyp Sie gehören und welche Massageform für Sie – entsprechend dem Ayurveda natürlich – angeraten ist.

IHR TYP IST GEFRAGT

Die Unterscheidung, ob Sie eher ein Vata-, Pitta-, Kapha-Typ oder eine der zahlreichen möglichen Kombinationen darstellen, hängt von vielen Faktoren ab, die alle möglichen Bereiche unseres Alltags erfassen. Wir wollen hier nur diejenigen herausnehmen, die sich uns recht unmittelbar erschließen. Wenn Sie in der Aufzählung feststellen, dass Sie sowohl Merkmale des einen wie auch des anderen Typs aufweisen, sind Sie ein »Mischtyp« – wie übrigens die meisten von uns. Da das Verhältnis jedoch in der Regel nicht ausgeglichen ist, werden Sie doch mehr zu dem einen oder anderen Typ tendieren und sollten bei der Massage dann entsprechend vorgehen. Und – wie schon gesagt – wenn Sie es genauer wissen wollen, wenden Sie sich an ein Ayurveda-Institut. Die wichtigsten Merkmale jedoch finden Sie in der nebenstehenden Tabelle.

Massagevielfalt

TYPENÜBERSICHT

Es gibt einige Faktoren, die die Eigenschaften der drei Doshas – Vata, Pitta, Kapha – verstärken können. So liegt es eigentlich auf der Hand, dass eine Fastenkur Körperbau und -gewicht des Vata-Typs (dünn und leicht) noch intensiviert. Weitere, das Vata vermehrende Faktoren: extreme körperliche Bewegung, Kälte, wenig Schlaf, Angst und Schuldgefühle, Verletzungen und Blutverlust sowie der Genuss überreifer oder zu stark gekochter Nahrung.

Faktoren, die das Pitta verstärken sind scharfe, salzige Kost, zu viel Sonnenbäder, Stress und Wut auslösende Situationen sowie eine beschleunigte Verdauung. Die Kapha-Eigenschaften hingegen werden verstärkt durch fettige, schwer verdauliche Speisen, überwiegend sitzende Lebensweise, zu viel In-den-Tag-Hineinträumen und zu viel Schlaf. Wenn Sie sich die Tabelle unten anschauen, sehen Sie, dass dieses System eigentlich ganz logisch ist, oder?

MERKMAL	VATA	PITTA	KAPHA
Körperbau und Gewicht	dünn und leicht	durchschnittlich bzw. normal	schwer und eher übergewichtig
Haut	trocken, rau, kühl	weich, warm	fest, dick, kühl
Zähne	eher ungleichmäßig, vorstehend, Zahnfleischschwund	normale Größe, weiches Zahnfleisch	stark, weiß und meist ebenmäßig
Flüssigkeitsbedarf	mal so, mal so	sehr groß	eher wenig
Appetit	eher gering	ziemlich groß	gleichmäßig
Bewegung	so viel wie möglich	geht so	muss nicht sein
Seelisches Temperament	eher unsicher und ängstlich	leicht aggressiv, reizbar, intelligent	ruhig, konservativ, festhaltend
Schlaf	eher wenig und oft unterbrochen	kaum, aber dafür sehr tief und fest	so lange wie möglich

MASSAGEARTEN
INDIEN – AYURVEDA-MASSAGE

AKTIVIEREN SIE IHRE HAUTSENSOREN

Die Ayurveda-Massage ist zwar von den Grundprinzipien her vergleichbar mit der klassischen Massage, geht jedoch meist weniger in die Tiefe. Das heißt, Sie müssen bei dieser Massageart weniger Druck aufwenden, da es nicht so sehr darum geht, einzelne Muskeln oder tiefe Bindegewebsschichten zu erreichen. Sie besteht im Wesentlichen aus schnellen Streichungen und wirkt somit vor allem über die Aktivierung der Hautsensoren bzw. der Hautdurchblutung.

VATA, PITTA UND KAPHA

Eine wichtige Typenunterscheidung betrifft auch die Wahl des Öls. Vata-Typen sollten laut Ayurveda mit Sesamöl massiert werden, Pitta-Menschen mit Sonnenblumen- oder Sandelholzöl und Kapha-Typen mit Kalmuswurzel- oder Maisöl. Bei überwiegend Pitta-Typ können Sie es zunächst ausprobieren, ganz auf das Öl bei der Massage zu verzichten. Darüber hinaus trifft der indische Ayurveda für die drei Konstitutionstypen eine Unterscheidung in Bezug auf die Tageszeit für die Massage.

So benötigen Kapha-Menschen eine Massage am Morgen, Pitta-Typen eine am Nachmittag und Vata-Typen eine abends. Wer eher zum Kapha-Typ neigt, darf übrigens ruhig mal ein wenig tiefer massiert werden. Die übrigen brauchen's etwas sanfter. Zugegeben: Das Ganze ist ein bißchen undurchschaubar. Dennoch können Sie nichts verkehrt machen, wenn Sie sich bei der Ayurveda-Massage an die Grundregeln für die klassische Massage halten. Vielleicht entdecken Sie ja bei den indischen Variationen bestimmte Vorteile. Wenn nicht, sollten Sie einfach mal den Test machen und sich in Ayurveda-Profihände begeben. Sie werden dabei mit Sicherheit eine Menge lernen und das eine oder andere später in Ihre eigenen Massagen einfließen lassen.

ABHYANGA – GLEICH ZWEI MASSEURE

Eine Wohltat der besonderen Art ist übrigens die Öl-Synchronmassage (Abhyanga). Dabei werden Sie von zwei Personen – je eine an jeder Körperseite – synchron, also gleichzeitig massiert. Danach ist traditionellerweise ein Kräuterdampfbad in der Tonne angesagt, bei dem nur der Kopf herausschaut. Oder aber Sie lassen sich einen Stirnguss (Shirodara) geben, wobei man Ihnen Unmengen warmen Öls über die Stirn laufen lässt. Und wenn alles gut und richtig gemacht wird, werden Sie vollkommen entspannt geradezu nach Hause schweben!

Tipp
Guter Ersatz fürs Dampfbad

*Wenn Sie eine Ayurveda-Massage zu Hause machen, haben Sie natürlich kein Dampfbad. Stattdessen sollten Sie dann anschließend ein schönes Vollbad genießen (Wassertemperatur 35 bis 38 Grad, nicht länger als 15 Minuten) und sich danach ausruhen.
Und hier eine geeignete Bademischung: Nehmen Sie einen halben Becher Sahne, und geben Sie 1 Tropfen Jasminöl, 4 Tropfen Rosenholz und 4 Tropfen Mandarine hinzu.
Herrlich entspannend!*

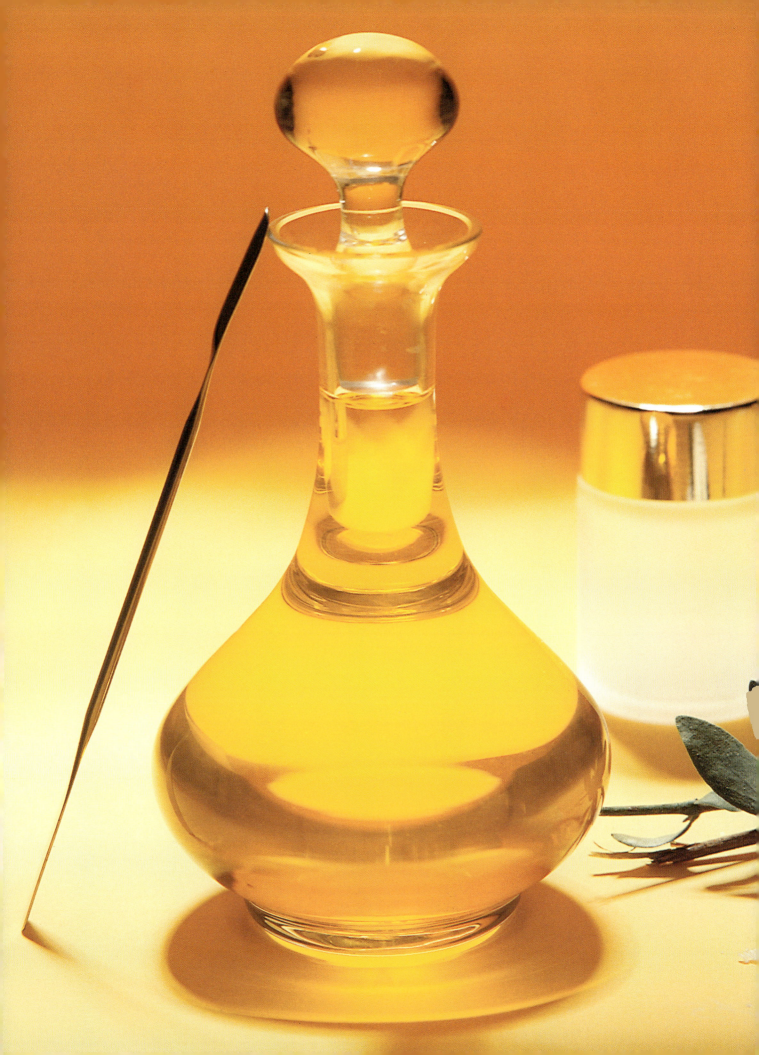

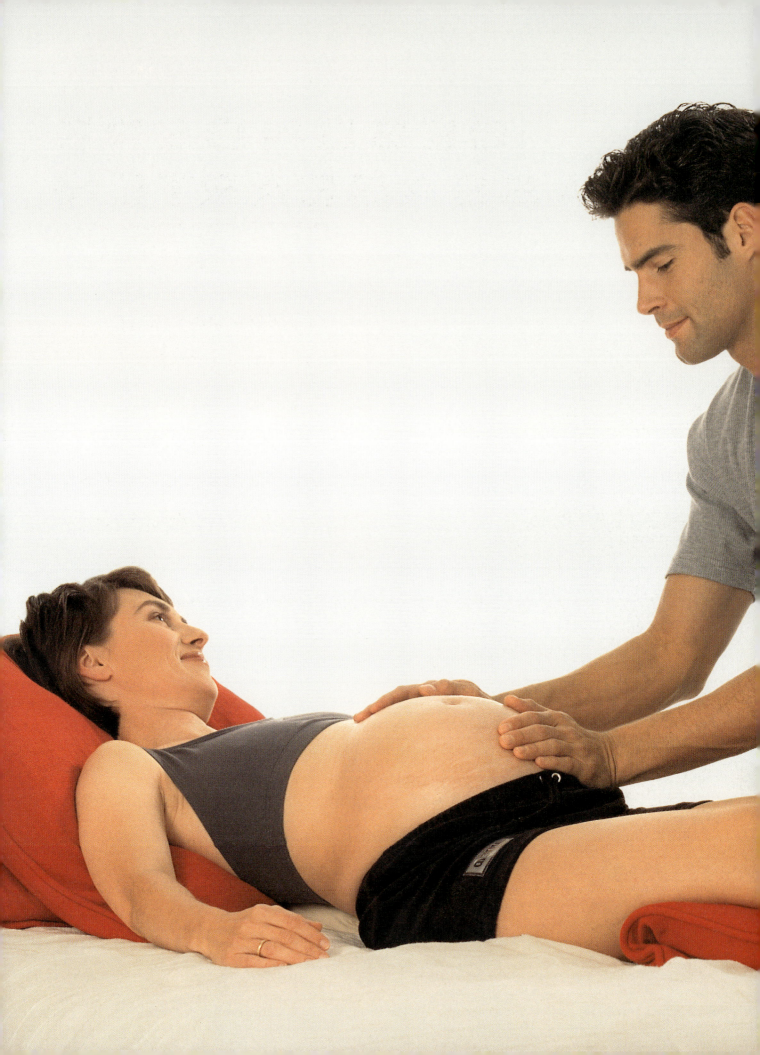

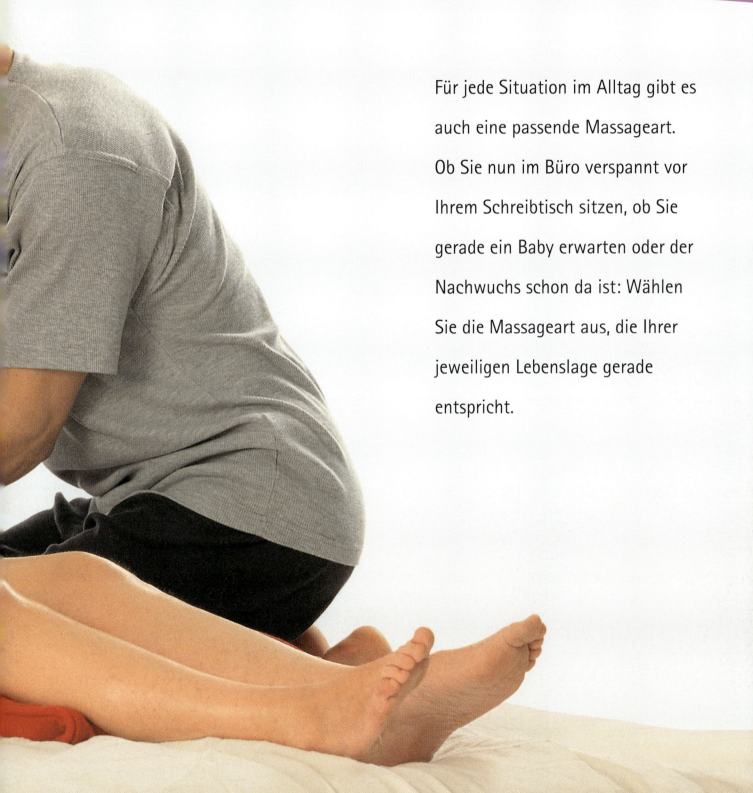

BESONDERE MASSAGEARTEN

Für jede Situation im Alltag gibt es auch eine passende Massageart. Ob Sie nun im Büro verspannt vor Ihrem Schreibtisch sitzen, ob Sie gerade ein Baby erwarten oder der Nachwuchs schon da ist: Wählen Sie die Massageart aus, die Ihrer jeweiligen Lebenslage gerade entspricht.

Besondere Massagearten

SO GEHT'S
DO IT YOURSELF – SELBSTMASSAGE

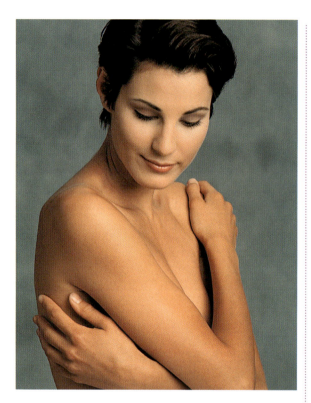

Dass es in jedem Fall besser ist, sich selbst zu massieren als ganz auf eine Massage zu verzichten, braucht wohl kaum erwähnt werden. Niemand kann sich so gut in Sie einfühlen, als dass er stets wüsste, welche Bewegung mit welcher Druckstärke und an welchem Ort Sie gerade am dringendsten brauchen. Das können wirklich nur Sie wissen. Doch jede Münze hat bekanntlich zwei Seiten. So ist es Ihnen weder möglich, allen Stellen Ihres Körpers die gleiche Aufmerksamkeit zukommen zu lassen, noch manchmal den nötigen hohen Druck aufzubringen – Sie können Ihr Körpergewicht ja nur schwerlich mit in die Massage einbringen.
Der wohl wichtigste Punkt aber ist, dass Sie sich bei einer Selbstmassage deutlich weniger entspannen können, da Sie ständig einen gewissen Grad an Konzentration aufbringen müssen.

VERZICHT MUSS NICHT SEIN!
Wägt man Vor- und Nachteile gegeneinander ab, so wird man zu dem Schluss kommen, dass eine gute Fremdmassage der Selbstmassage zwar prinzipiell vorzuziehen ist. Bei einer Selbstmassage aber können Sie zumindest jene Bereiche, die bei der Fremdmassage oft zu kurz kommen, auch wirklich ausgiebig bearbeiten. Die tiefe Entspannung setzt dann eben erst ein wenig später ein.

SO WIRD'S GEMACHT
Was die Techniken und ihre Reihenfolge angeht, können Sie alles genauso machen, wie Sie es bereits im Rahmen der klassischen Massage gelernt haben: Streichen, Zirkeln, Kneten, eventuell Hacken und Schütteln und abschließend nochmals Streichungen. Auch den prinzipiellen Ablauf – Rückseite (so weit dies für Sie ohne Verspannungen möglich ist), Vorderseite, Füße und Gesicht können Sie übernehmen. Selbstverständlich, und das ist ein weiterer Vorteil der Selbstmassage, können Sie auch Teile sämtlicher anderen Techniken ganz nach Ihren jeweiligen Bedürfnissen mit einfließen lassen. Eine Massage, die verschiedene Techniken kombiniert, werden Sie zwar auch bei manchen Profimasseuren bekommen, doch ist das eher die Ausnahme.

1 NACKEN UND HALS . . . . . *Gegen Kopfschmerzen*

Nehmen Sie für die Massage der linken Schulter die rechte Hand und umgekehrt. Streichen bzw. kneten Sie die deutlich fühlbaren Muskelstränge zunächst sanft, dann kräftig von der Schulter beginnend (kleines Foto rechts) Richtung Nackenbereich bis hin zum Hals (rechts).

Besondere Massagearten

FÜNF-MINUTEN-SELBSTMASSAGE

Jeder von uns macht ab und zu die Erfahrung, dass die Kraft und die Konzentration am Arbeitsplatz nachlassen oder Verspannungen deutlich spürbar werden und sich sogar Kopfschmerzen breit machen. Für alle diese Gelegenheiten eignet sich die Fünf-Minuten-Selbstmassage.
Auch hierbei handelt es sich um eine Kombination verschiedener Techniken: Streichungen der klassischen Massage, bestimmte Griffe aus Akupressur bzw. Shiatsu und Reflexzonenbehandlung. Die Abfolge ist so konzipiert, dass die Massage wenig zeitaufwändig ist, von Ihren Kollegen also kaum – wenn überhaupt – bemerkt wird und dennoch Konzentrationsschwäche, müde Augen und Kopfschmerzen behebt. Selbstverständlich können Sie auch hier nach Belieben weitere Elemente aus den verschiedensten Techniken mit einflechten.

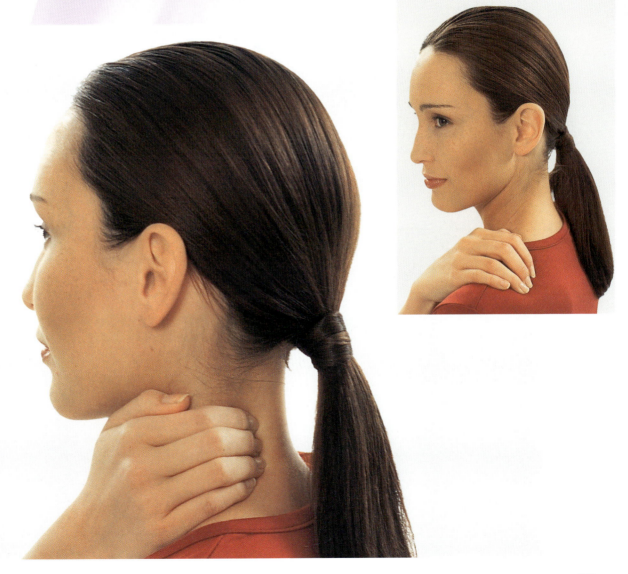

Besondere Massagearten

SO GEHT'S
FÜNF-MINUTEN-SELBSTMASSAGE

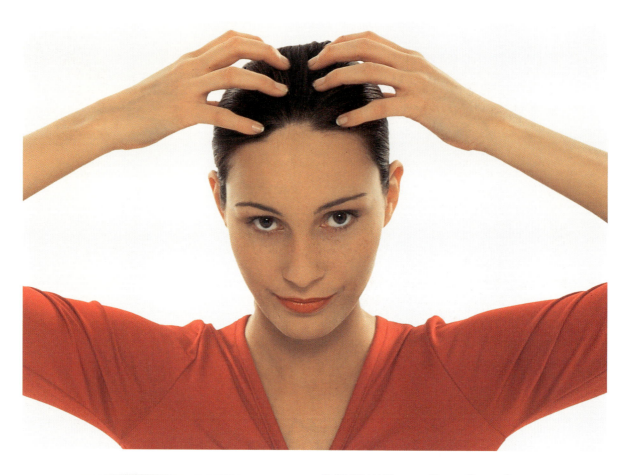

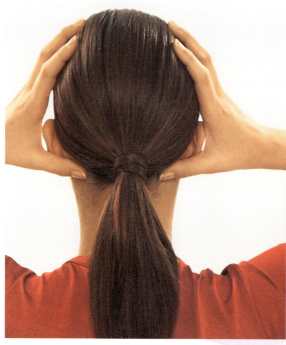

2 KOPFHAUT...... *Haarpflege plus Entspannung*

Setzen Sie Ihre Finger leicht gebeugt auf die Kopfhaut, so dass diese relativ starken, kreisenden Druck ausüben können (oben). Beginnen Sie nun in der Mitte des Kopfes sich vom vorderen Haaransatz aus Stück für Stück in Richtung Hinterkopf vorzuarbeiten. Dann versetzen Sie die Fingerkuppen etwas nach außen – Richtung Ohren – und wiederholen den ganzen Vorgang.

3 SCHÄDELBASIS............ *Nie wieder Kopfweh*

Wenn Sie die Finger so wie auf dem Foto links am Kopf anlegen, können Sie mit den Daumen ein paar Fingerbreit hinter den Ohren eine Vertiefung ertasten – hier beginnt die Schädelbasis. Drücken Sie entlang dieser Rille in Richtung Nacken.

Besondere Massagearten

SELBSTMASSAGE IM GESICHT

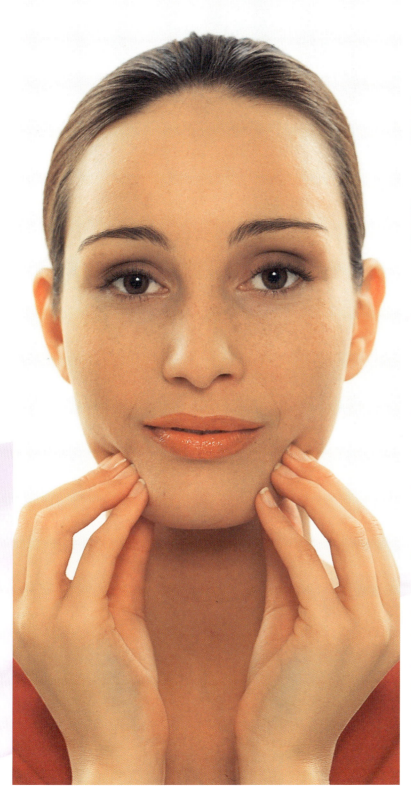

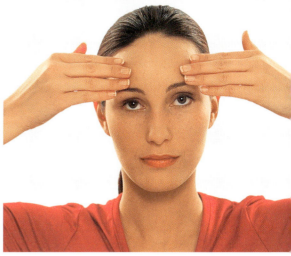

4 STIRN AUSSTREICHEN ....
.... *Weg mit den Grübelfalten!*

Legen Sie Ihre Fingerkuppen direkt nebeneinander so auf die Mitte der Stirn, dass die Zeigefinger fast den Haaransatz berühren (oben). Streichen Sie nun – zunächst sanft, dann etwas kräftiger – bis zu den Schläfen. Diese Streichung bitte so lange wiederholen, bis Sie die ganze Stirnfläche massiert haben.

5 KIEFERKNOCHEN ....
...... *Zahnfleischschwund ade*

Umfassen Sie den Kieferknochen unten mit den Daumen, oben mit den übrigen Fingern (links), und massieren Sie ihn am Kinn beginnend Richtung Ohren. Achten Sie darauf, dass Sie auch das Zahnfleisch sanft mitmassieren und mit den Daumen keinen zu starken Druck ausüben. Es sollte dabei keinesfalls ein unangenehmes Gefühl aufkommen.

Besondere Massagearten

SO GEHT'S
FÜNF-MINUTEN-SELBSTMASSAGE

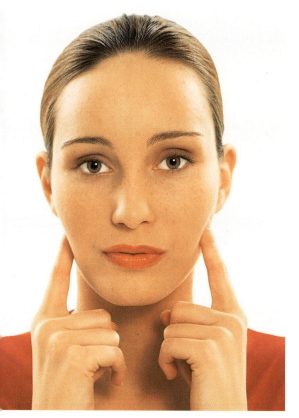

6 KAUMUSKEL................
.... *Kraftvoll zubeißen*

Legen Sie die Zeigefinger an die Wangen, und öffnen und schließen Sie den Mund. Da, wo Sie die Bewegung spüren, ist die richtige Stelle für die Massage. Halten Sie dabei den Mund leicht geöffnet, und kreisen Sie mit hohem Druck.

7 WANGEN...... *Schönheit pur*

Wie an der Stirn legen Sie auf den Wangen die Fingerkuppen nebeneinander und streichen von der Nase aus bis zu den Ohren. Direkt unterhalb des Wangenknochens können Sie etwas stärker drücken.

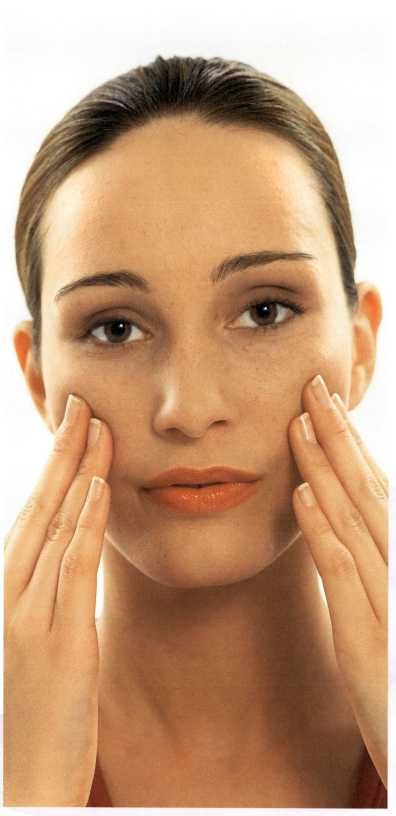

Besondere Massagearten

MINUTENSCHNELL WIEDER FIT

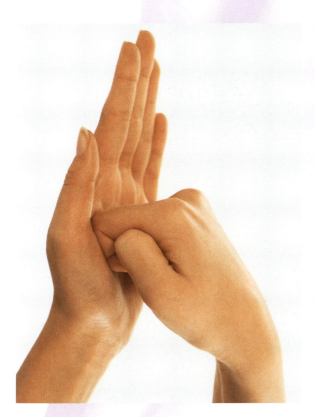
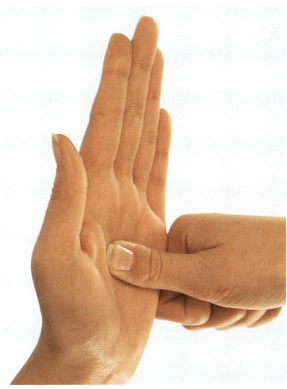

8 HÄNDE UND FINGER . . . . *Manikür(e)*

Ballen Sie eine Hand zur Faust, und benutzen Sie die Knöchel, um damit die Handfläche der anderen Hand kräftig in Richtung Fingerspitzen und zurück durchzuwalken. Dabei sollte eine rollende Bewegung der geballten Hand zustande kommen. Falls Ihnen der Druck nicht ausreichen sollte, dann können Sie die zu massierende Hand – Handfläche nach oben – auch auf Ihren Oberschenkel oder auf den Tisch legen (oben).

Nehmen Sie nun den Daumen, und massieren Sie gezielt die Handinnenbereiche zwischen den tastbaren Knochen und Sehnen (oben rechts). Auf den Knochen selbst darf der Druck nicht zu stark sein.

Zum Abschluss nehmen Sie jeden einzelnen Finger zwischen Daumen und Zeigefinger und streichen ihn in beide Richtungen aus (rechts). Diese Übungen sind besonders entspannend für all jene, die stundenlang auf die Computer- oder Schreibmaschinentastatur einhämmern müssen. Sie aktivieren aber auch viele Reflexpunkte – fast so gut wie eine Fußmassage.

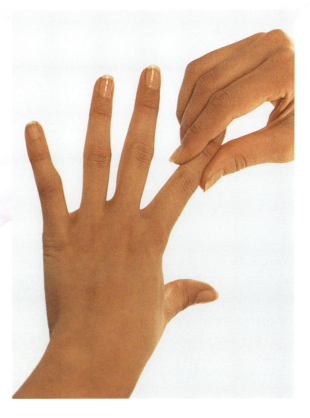

Besondere Massagearten

SO GEHT'S
MASSAGE IN DER SCHWANGERSCHAFT

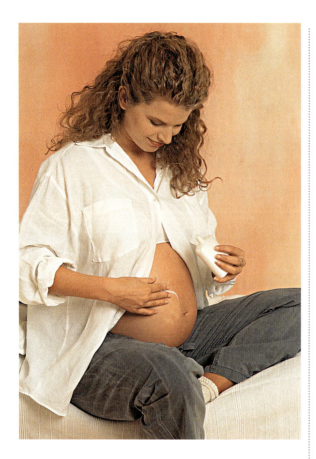

Wohl jede Frau, die bereits ein Kind zur Welt gebracht hat, wird es bestätigen: Eine Schwangerschaft ist ein wunderschönes Erlebnis, aber auch ganz schön anstrengend, zumindest während des letzten Drittels (Trimenons). Und alles, was anstrengend ist, bedeutet zumeist auch Stress, körperlich wie psychisch. Vor allem in den letzten Wochen vor der Geburt aber ist Stress weder gut für die Mutter noch für das Baby. Er kann sogar die Geburt verzögern, da ein Anstieg der Stresshormone die Freisetzung anderer Hormone – zum Beispiel des Oxytozins – hemmt, die für die Auslösung der Geburtswehen nötig sind. Gegen den Stress aber gibt es ein probates und völlig unschädliches Mittel: die Schwangerschaftsmassage.

OPTIMAL GEGEN RÜCKENSCHMERZEN

Gerade in der Schwangerschaft gibt es natürlich ein paar Dinge, die man beim Massieren vermeiden muss – wie zu starken Druck auf die Bauchregion – und andere, die jetzt ganz besonders wichtig sind. Ein Grund für Schwangerschaftsmassagen sind die häufig auftretenden Rückenschmerzen. Denn durch die vor allem in der späteren Schwangerschaftsphase veränderte Gewichtsverteilung – sprich das zunehmende Gewicht im Bauch – gerät die gewohnte Statik des Körpers durcheinander. Um dieses zusätzliche Gewicht auszugleichen, gehen Schwangere mehr und mehr ins Hohlkreuz. Dadurch kommt es sowohl zu Muskelverspannungen als auch zu einer stärkeren Beanspruchung der Bandscheiben – starke Rückenschmerzen können die Folgen sein. Übrigens: Frauen mit gut durchtrainierter Muskulatur haben im Schnitt weniger mit diesem Rückenproblem zu kämpfen – Sport beugt dem vor.

KOPFSCHMERZEN & CO.

Wenngleich nicht gefährlich, so doch lästig sind außerdem die so genannten Schwangerschaftsstreifen, durch die rasche Gewichtszunahme ausgelöste Risse innerhalb der unteren Hautschichten vor allem am Bauch, an den Brüsten und an den Oberschenkeln. Besonders ausgeprägt ist dieses Phänomen bei Frauen mit schwachem Bindegewebe.
Auch der Abfluss venösen Blutes und der Lymphe aus den Beinen ist bei Schwangeren oft eingeschränkt, wodurch es zu Wassereinlagerungen in Beinen und Füßen, aber auch zu Krampfadern an den Beinen und zu Hämorrhoiden kommen kann.

Besondere Massagearten

DIE KREUZBEINMASSAGE

Schwangere können auch häufiger als sonst unter Kopf- und Brustschmerzen, unter Müdigkeit, Nervosität und/oder Schlafstörungen leiden.
Bei all diesen skizzierten Beschwerden wirken gezielte Massagen lindernd und können darüber hinaus auch helfen, die Begleiterscheinungen der Schwangerschaft eventuell ganz zu vermeiden. Ja sogar der gefürchtete Dammriss bei der Geburt lässt sich oft mit gezielten Massagen des Dammes während der letzten Schwangerschaftswochen verhindern.

WAS SIE UNBEDINGT BEACHTEN MÜSSEN

Natürlich gelten bei Schwangeren ebenfalls die grundlegenden Einschränkungen, wann eine Massage nicht ratsam ist (siehe Seite 31). Darüber hinaus aber gibt es einige weitere Einschränkungen.
Lassen Sie sich nicht massieren:
- bei morgendlicher Übelkeit,
- wenn vaginale Blutungen oder Ausfluss auftreten,
- wenn das Baby sich über einen längeren Zeitraum (24 Stunden) kaum bewegen sollte,
- wenn Sie Durchfall haben,
- falls starke Schwellungen an Armen oder Beinen auftreten sollten,
- kurz nach dem Essen – unbedingt mindestens zwei Stunden warten,
- direkt auf Krampfadern, sondern nur die daneben liegenden Bereiche.

In jedem Fall sollten Sie mit Ihrem Gynäkologen besprechen, ob Massagen während der Schwangerschaft uneingeschränkt möglich sind oder welche speziellen Formen Sie eventuell vermeiden müssen.

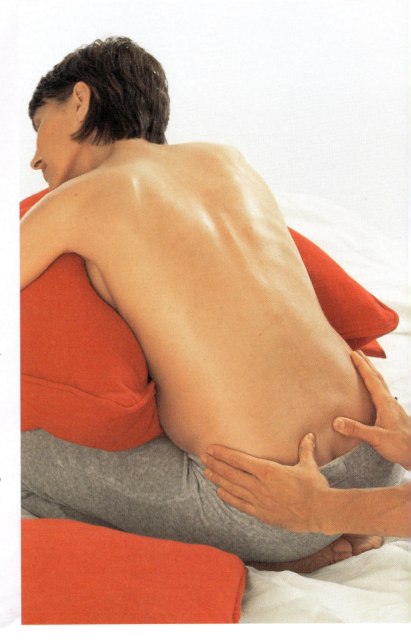

1 KREUZBEIN .... *Geni(t)al entspannt*

Setzen Sie sich so hin, dass Sie Ihren Oberkörper ganz entspannt ablegen können und der Bauch nicht eingeklemmt wird. Nun massiert Ihr Partner in kleinen, gegenläufigen Kreisen das Dreieck Ihres Kreuzbeins, die kleine Vertiefung knapp oberhalb der Pospalte. Diese Massage stärkt die gesamte Genitalregion und die Blase.

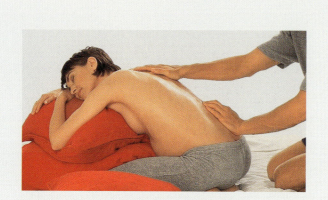

2 RÜCKEN .... *Schmerz-weg-Technik*

Dieselbe Position wie in Schritt 1. Nun aber streicht Ihr Partner Ihnen in einer fließenden Bewegung – die Hände bleiben dabei ständig in Körperkontakt – die unmittelbar neben der Wirbelsäule liegenden Muskelstränge von der Hüfte bis zum Nacken. Erst mehrfach die eine Seite, dann die andere. Teilen Sie Ihrem Partner bitte mit, falls er zu starken Druck ausüben sollte.

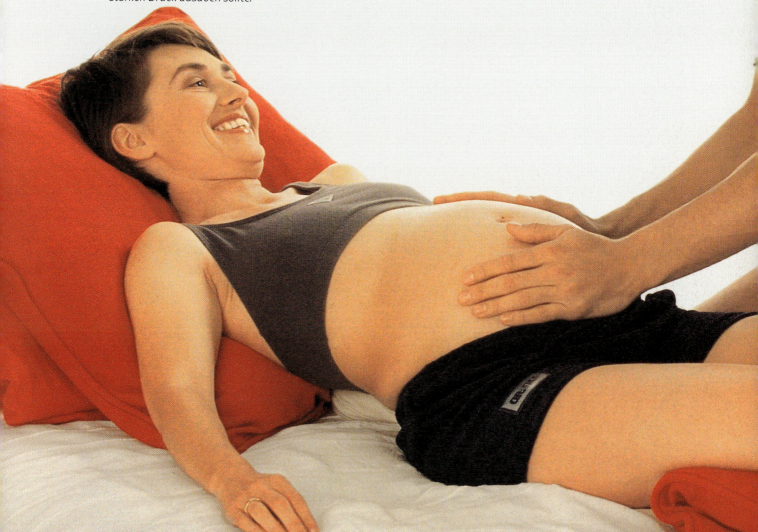

Besondere Massagearten

SCHWANGERSCHAFT UND MASSAGE

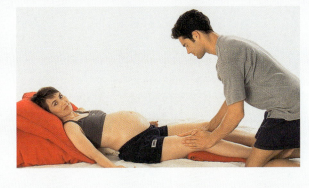

3 BEINE .... *Stau – nein danke!*

Sanfte Streichungen von den Knöcheln bis zum Oberschenkelansatz bringen den Rückfluss venösen Blutes sowie den Lymphfluss in Gang und verhindern auf diese Weise Wassereinlagerungen in den Beinen – was Schwangere oft als schwere, müde Beine empfinden.

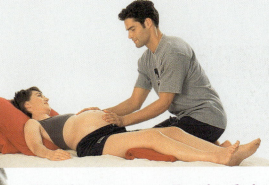

4 BAUCH .... *Kontaktaufnahme*

Ihr Partner legt eine Hand flach unter die Rippen, die andere unterhalb Ihres Nabels und streicht behutsam im Uhrzeigersinn über Ihren Bauch. Wichtig: Beim Wechseln der Handposition sollte er stets eine Hand auf dem Bauch liegen lassen.

Besondere Massagearten

MASSAGEARTEN
BABYMASSAGE

Für das Baby geht die Geburt ganz schnell. War es eben noch im Mutterleib sanft umfangen vom warmen Fruchtwasser, liegt es nun auf dem Bauch der Mutter und sucht ihre Brustwarzen. Es ist in einer völlig neuen Welt angekommen, in der es zunächst fast ausschließlich auf seinen Tast- und Geruchssinn angewiesen ist, um durch sie die Umgebung zu erfahren. Kein Wunder also, dass Babys sich nur dann wirklich geborgen und wohl fühlen, wenn sie den Duft der Mutter atmen und ihre Berührung spüren können.

Es ist erwiesen, dass Säuglinge verkümmern, wenn sie nicht oder zu selten berührt werden. Ebenso weiß man mittlerweile: Je intensiver der Hautkontakt zwischen Mutter und Kind, desto besser entwickelt sich das Gehirn des neuen Erdenbürgers, desto größer wird sein Vertrauen in die Umwelt, desto widerstandfähiger wird er gegen Stress, desto neugieriger und aufgeweckter reagiert das Baby auf seine Umgebung, seine kleine Welt.

Es ist nicht nötig, weiter über eine offenkundige Tatsache zu sprechen: Sanfte Babymassagen – Berührungen pur – sind einfach gut für das Kind. Aber natürlich auch für die Beziehung zwischen der Mutter (und/oder dem Vater) und dem Neugeborenen. Und noch eine Tatsache spricht für die Babymassage: Frühgeborene legen durch Massagen schneller an Gewicht zu.

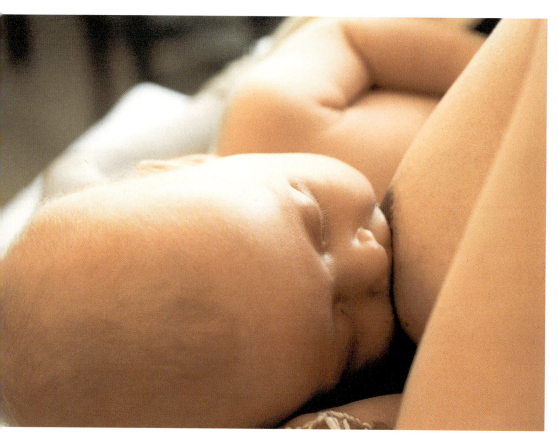

URVERTRAUEN . . . .
Liebevolle Berührung

Kein Erwachsener wird Ihnen jemals so viel Vertrauen entgegenbringen wie Ihr Kind im ersten Lebensjahr. Enttäuschen Sie es nicht. Ihr Kind benötigt neben Nahrung, Wärme, viel Schlaf und Hygiene vor allem zweierlei: Liebe und zärtliche Berührungen. Nur so kann es einen Teil seines ihm angeborenen Urvertrauens in die Erwachsenenwelt hinüberretten. Gibt es etwas Schöneres als ein zufrieden und freudig lächelndes Baby?

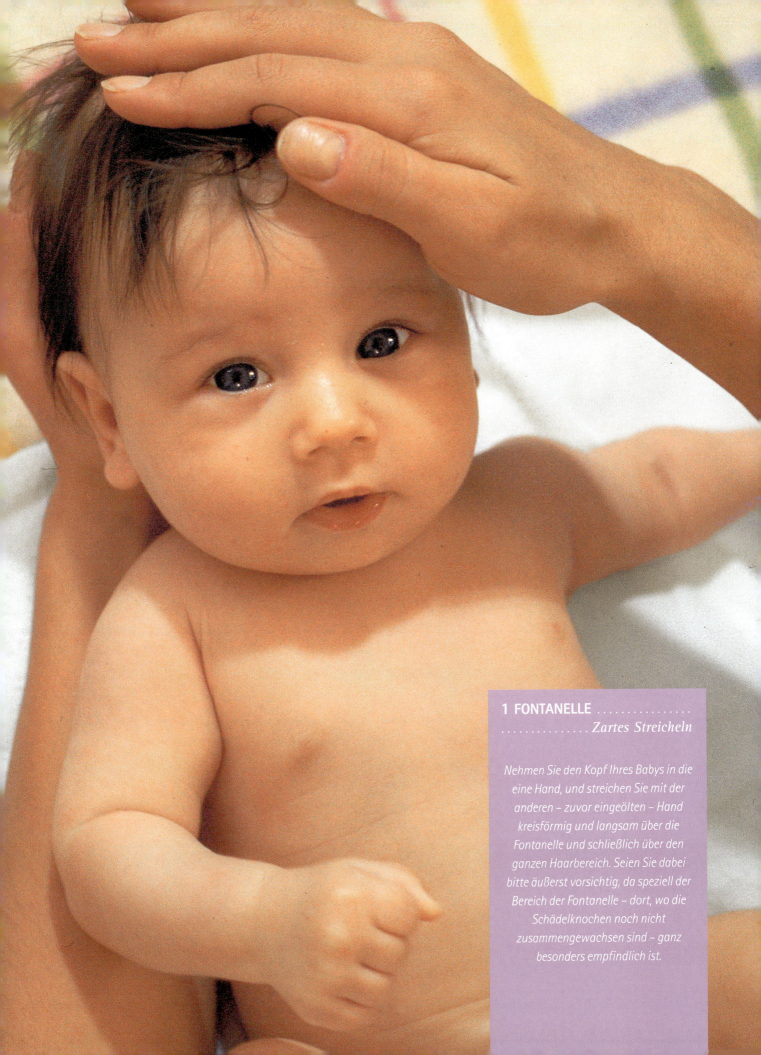

1 FONTANELLE . . . .
. . . . *Zartes Streicheln*

Nehmen Sie den Kopf Ihres Babys in die eine Hand, und streichen Sie mit der anderen – zuvor eingeölten – Hand kreisförmig und langsam über die Fontanelle und schließlich über den ganzen Haarbereich. Seien Sie dabei bitte äußerst vorsichtig, da speziell der Bereich der Fontanelle – dort, wo die Schädelknochen noch nicht zusammengewachsen sind – ganz besonders empfindlich ist.

SO GEHT'S BABYMASSAGE

Das sollten Sie beachten

Sie sollten Ihr Baby nicht massieren, wenn Sie selbst nervös und gereizt sind. Das zarte Wesen wird dies sofort spüren und mit unwilligem Schreien belohnen. Bevor es losgeht, sollten Sie sich entspannen – zum Beispiel durch autogenes Training oder indem Sie sich zunächst durch ruhiges, gleichmäßiges Atmen in einen ausgeglichenen Zustand versetzen. Und natürlich sollten Ihre Hände – und der Raum – warm, die Fingernägel kurz sein und Sie Ihre Ringe abgelegt haben. Ist Ihr Baby krank, dürfen Sie es nur massieren, wenn der Kinderarzt Ihnen sein Okay gegeben hat.

QUALITÄT IST WICHTIGER ALS QUANTITÄT

Die Babymassage besteht aus sanften Streichungen und vorsichtigem Kneten – alles natürlich viel, viel zärtlicher als bei der klassischen Massage eines Erwachsenen. Sie müssen nicht unbedingt den ganzen Körper massieren, denn wichtiger als die Quantität der Massage ist gerade bei Babys die Qualität. Und noch eines: Halten Sie stets mit einer Hand Körperkontakt. Nicht nur, um beispielsweise den Kopf abzustützen, sondern auch, weil Ihr Baby noch weitaus mehr als ein Erwachsener auf die ständige Berührung angewiesen ist und weil es durch Unterbrechungen noch stärker abgelenkt wird. Wenn Ihr Baby anfängt zu schreien, sollten Sie sofort unterbrechen, es auf den Arm nehmen und beruhigen – Ihr Kind soll die Massage ja genießen.

SO WIRD'S GEMACHT

Verreiben Sie etwas Öl zwischen Ihren Händen, und beginnen Sie mit zärtlich streichelnden Kreisbewegungen auf dem Kopf. Hier liegt die noch weit geöffnete Fontanelle, die nur äußerst zarten Druck verträgt.

Streichen Sie nun mit beiden Daumen von der Stirnmitte zu den Schläfen und zurück in Bahnen, die am Haaransatz beginnen und an den Augenbrauen enden. Weiter geht's von den Nasenflügeln über die Wangenknochen zu den Schläfen und von der Nasenwurzel zu den Ohren. Umkreisen Sie dann den Mund, und streichen Sie vom Kinn zu den Ohren, die Sie ebenfalls ganz sanft massieren dürfen. Die Brust massieren Sie vom Brustbein zu den Seiten, streichen über den Magen abwärts zum Unterleib, kreisen zärtlich über dem Bauch und streichen den Bauch nach unten über Schambein und Geschlecht aus.

Arme und Beine kneten Sie vorsichtig von den Schultern bzw. Oberschenkeln Richtung Hand oder Fuß. Schließen Sie eine kleine Hand- und Fußmassage an.

Auf der Körperrückseite verfahren Sie wie auf der Körpervorderseite auch – von der Mitte nach außen streichen, dann abwärts – wobei Sie zum Abschluss die Rückseite vom Nacken bis zu den Zehen ausstreichen, ganz so, als wollten Sie alle Verspannungen aus dem geliebten kleinen Körper hinausstreichen.

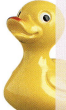

Besondere Massagearten

KOPF

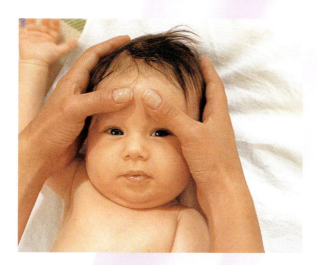

2 STIRN . . . . *Freier Kopf*

Nehmen Sie den Kopf Ihres Babys in beide Hände, so dass Ihre Daumenkuppen in der Mitte der Stirn zu liegen kommen (links). Nun streichen Sie sanft von hier aus bis zu den Schläfen. Beginnen Sie diese ziehenden Bewegungen am Haaransatz, und gehen Sie jeweils einen Fingerbreit tiefer. Die letzte Streichung liegt direkt auf den Augenbrauen. Achtung: Auch die Schläfen sind bei Babys sehr druckempfindlich!

3 NASE . . . . *Entspannte Mitte*

Der Kopf Ihres Babys liegt weiterhin in Ihren beiden Händen (rechts). Sie stützen ihn jedoch hinten nun etwas tiefer ab, so dass Ihre Daumenkuppen zu beiden Seiten der Nasenflügel liegen. Von hier aus streichen Sie jetzt ganz langsam nach oben bis dahin, wo die Augenbrauen in der Mitte beginnen.

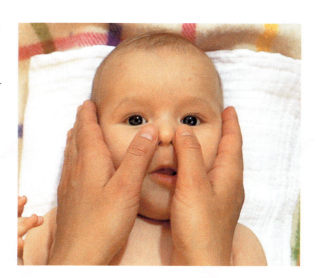

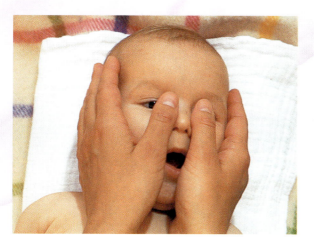

4 AUGENLIDER UND MUNDWINKEL . . . .
. . . . *Hilfe beim Saugen*

Legen Sie Ihre Daumen vorsichtig unter den Ansätzen der Augenbrauen auf, und streichen Sie äußerst sacht über die Augenlider abwärts bis zu den Mundwinkeln Ihres Babys (links). Wenn Sie die Mundwinkel jetzt ein wenig auseinander ziehen, tun Sie etwas ganz besonders Gutes für Ihr Baby – Sie können sich gewiss vorstellen, dass das täglich wiederkehrende Saugen Schwerstarbeit ist und die Muskeln dieses Gesichtsbereichs deshalb gut eine Extraportion Entspannung vertragen können.

Besondere Massagearten

SO GEHT'S
BABYMASSAGE

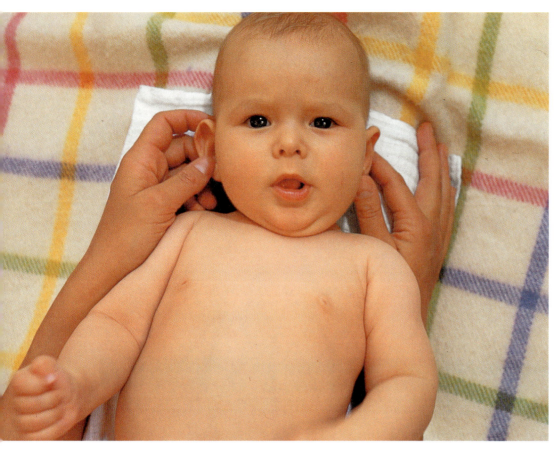

7 OHREN . . . .
Liebevoll langgezogen

Eine Übung, die Ihnen und Ihrem Baby Spaß machen wird: Kneten, ziehen und zupfen Sie die weichen – und sehr sensiblen – Ohrmuscheln mit Daumen und Zeigefinger (links). Das Gleiche machen Sie mit den Ohrläppchen, die Sie abschließend sanft nach unten ziehen.

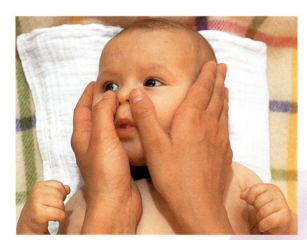

5 WANGEN . . . . *Gut bei Schnupfen*

Beginnend bei der Nasenwurzel streichen Sie nun sanft in mehreren Zügen bis zu den Ohren. Dies ist besonders wohltuend, wenn Ihr Baby Schnupfen hat, da sich das Nasennebenhöhlensekret dadurch leichter löst.

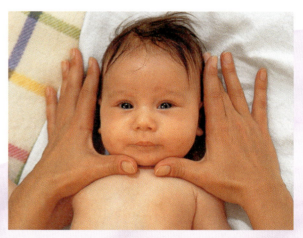

6 MUND UND KINN . . . . . . *Für ein süßes Lächeln*

Lassen Sie Ihre Daumen zunächst spielerisch um den Mund kreisen, bevor Sie in kleinen Kreisen Ober- und Unterlippe massieren. Anschließend ziehen Sie in langen Bahnen vom Kinn bis zu den Ohren.

Besondere Massagearten

BRUST UND FLANKEN

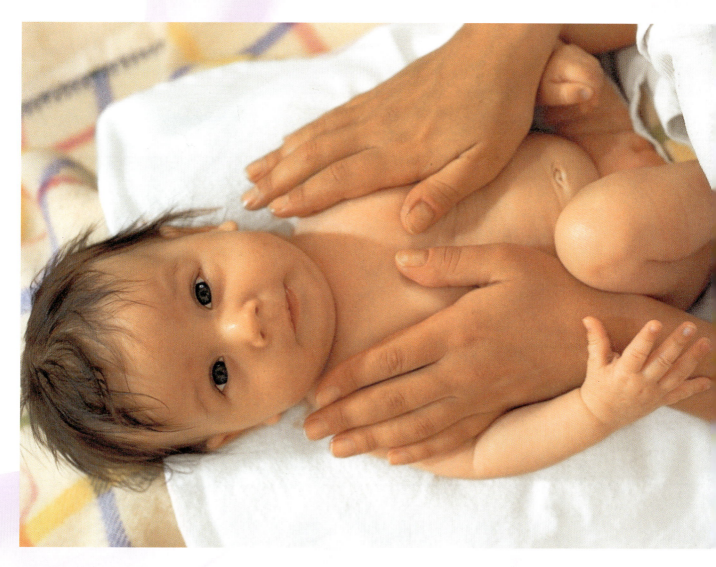

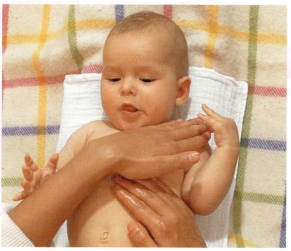

8 BRUST .... *Wohltuend entspannend*

Ihr Baby liegt jetzt auf dem Rücken auf einer wohlig weichen und wärmenden Unterlage. Legen Sie Ihre Hände neben das Brustbein und streichen Sie über die Brust zu den Seiten hin aus (oben).

9 FLANKEN .... *Alles erfassen*

Stützen Sie Ihr Baby mit einer Hand seitlich ab, mit der anderen Hand streichen Sie anschließend diagonal von der Flanke über den Bauch und die Brust bis zur Schulter hin (links).

Besondere Massagearten

SO GEHT'S
BABYMASSAGE

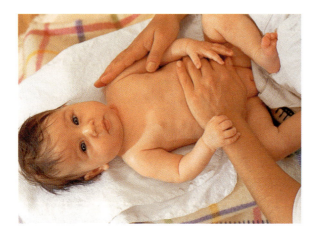

10 BAUCH BÜRSTEN .... *Gegen Verhärtungen*

Ihr Baby liegt wieder wohlig weich auf dem Rücken. Sie streichen nun in fließenden Bewegungen mit beiden Händen abwechselnd – und langsam – wieder vom Magen bis hinunter zum Schambein (links).
Dabei den Hautkontakt nicht abbrechen lassen und nicht vergessen: zwischendurch etwas Öl nachnehmen!
Wenn – was bei Babys häufiger vorkommt – der Bauch leicht verhärtet ist, können Sie das auf diese Weise oftmals sehr gut lösen.

11 BAUCHKREISEL .... *Verspannungen lösen*

Ebenfalls gut zum Lösen von Verspannungen der Bauchmuskulatur ist das Bauchkreisen: Mit Daumen oder Fingerspitzen fahren Sie spiralförmig vom Bauchnabel aus nach außen (rechts).
Übrigens: Zwischendurch ein wenig »Fahrradfahren« mit Babys Beinchen erhöht den Erfolg!

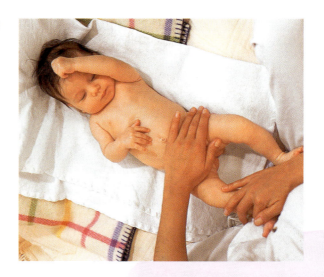

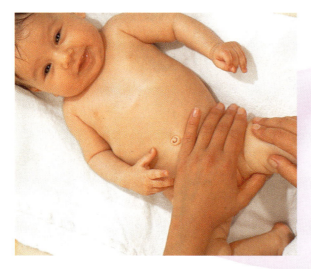

12 BAUCH AUSSTREICHEN ....
.... *Lockernde Streichungen*

Heben Sie nun beide Beine mit einer Hand und sicherem Griff etwas an – die Knie Ihres Babys sollten dabei aber leicht gebeugt bleiben –, und streichen Sie dann mit Ihrer ganzen Hand oder auch etwas mit dem Unterarm über den Kinderbauch bis hinab zum Schambein (links).
Achten Sie stets darauf, ob die Bewegungen Ihrem Kind auch wirklich gefallen. Sollte das nicht der Fall sein – Sie werden seine Mimik mit Sicherheit zu deuten wissen – dann hören Sie bitte sofort auf, und wechseln Sie zu einer anderen Massageart über.

Besondere Massagearten

ARME, HÄNDE UND FINGER

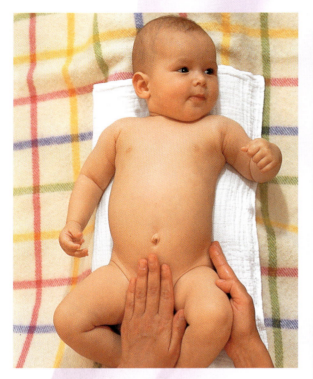

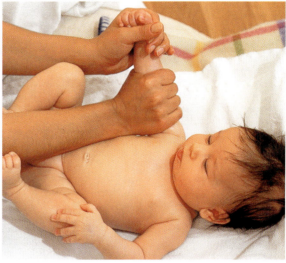

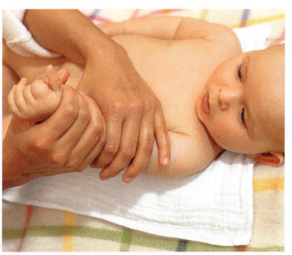

13 DAS GESCHLECHT......... *Ohne Hemmungen*

Anerzogene Hemmungen sollten Sie bei dieser Massageart ganz einfach fallen lassen: Streichen Sie sanft gleitend über die Genitalien Ihres Babys (oben). Bitte dabei keine falsche Scham!

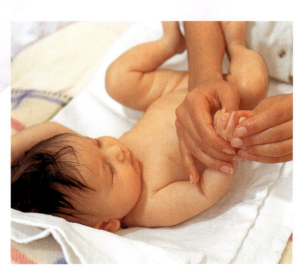

14 ARME – FINGER... *Zartes Melken und Wringen*

Umfassen Sie ein Handgelenk Ihres Kindes mit einer Hand. Mit der anderen »melken« Sie den Arm von der Schulter abwärts bis zum Handgelenk (oben rechts).
Nun »wringen« Sie das Ärmchen mit beiden Händen von der Schulter zum Handgelenk, wobei Ihre Hände jeweils in die gegenläufige Richtung kreisen (Mitte rechts).
Massieren Sie dann vorsichtig die kleinen Hände und Finger in der Reihenfolge: Handrücken, Finger und Handinnenflächen (unten rechts). Das wird Ihrem Kind gefallen!

Besondere Massagearten

SO GEHT'S
BABYMASSAGE

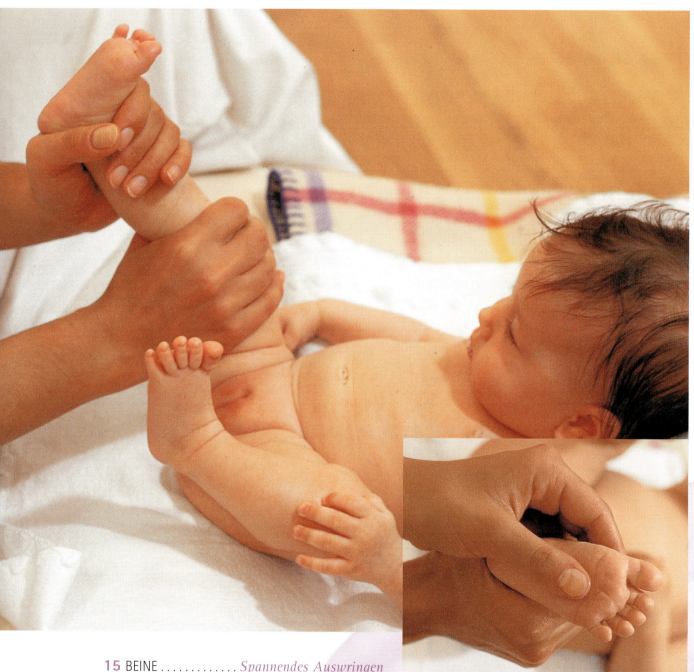

15 BEINE . . . . *Spannendes Auswringen*

Wie schon bei den Armen, so »melken« und »wringen« Sie nun auch die Beine Ihres Kindes ganz sanft vom Oberschenkel bis zu den Knöcheln (oben). Die Knöchel selbst sollten Sie nun mit behutsam kreisenden Bewegungen extra massieren. Sie schaffen so einen zwanglosen Übergang zu den Füßen in Schritt 16.

16 FÜSSE . . . . *Locker bis in die Zehenspitzen*

Mit der einen Hand stützen Sie Babys Bein an der Wade und massieren mit der anderen Hand die Fußoberseite, dann etwas kräftiger die Fußsohle und zum Abschluss – wieder sanfter – jede einzelne Zehe.

Besondere Massagearten

NACKEN UND SCHULTERN

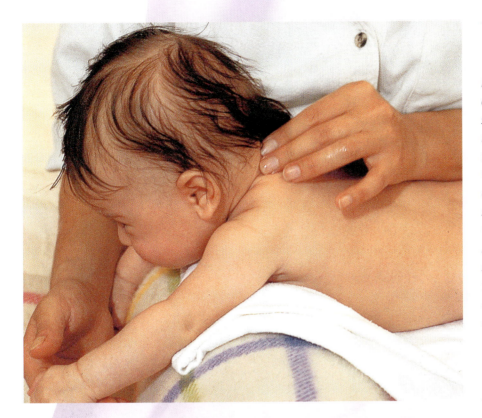

17 NACKEN . . . .
. . *Zarte Umkreisung*

Legen Sie Ihr Kind jetzt auf den Bauch, und massieren Sie seinen Nacken. Das ist oft nicht ganz einfach, weil hier zunächst vor allem Speckpölsterchen sitzen. Lassen Sie sich dadurch jedoch nicht weiter stören: Nehmen Sie die Hautfalte zwischen Daumen und Zeigefinger der einen Hand, und ertasten Sie mit der anderen Hand die darunter liegenden Nackenwirbel (links). Die Nackenwirbel anschließend sanft umkreisen.

18 SCHULTERN . . . . . .
Verkrampfungen lösen

Wenn Ihr Baby auf dem Bauch liegt und seinen Kopf anhebt, können sich seine Schulter- und Nackenmuskeln leicht verkrampfen. Um diese Verspannungen zu lösen, streichen Sie mit beiden Händen – diese dabei ganz auflegen – von der Wirbelsäule nach außen bis zu den Schultern (rechts). Nach einer Weile können Sie sehr gut spüren, wie sich dieser Körperbereich nach und nach entkrampft und sich Entspannung breit macht.

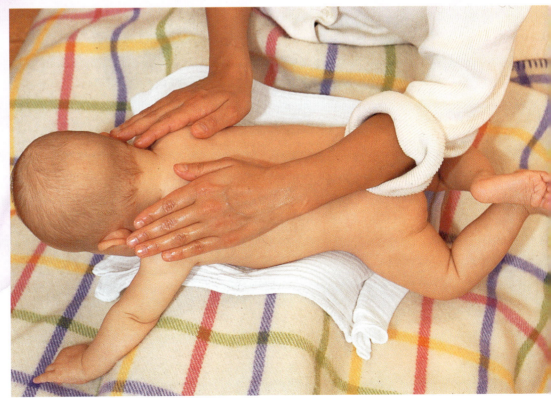

SO GEHT'S
BABYMASSAGE

Besondere Massagearten

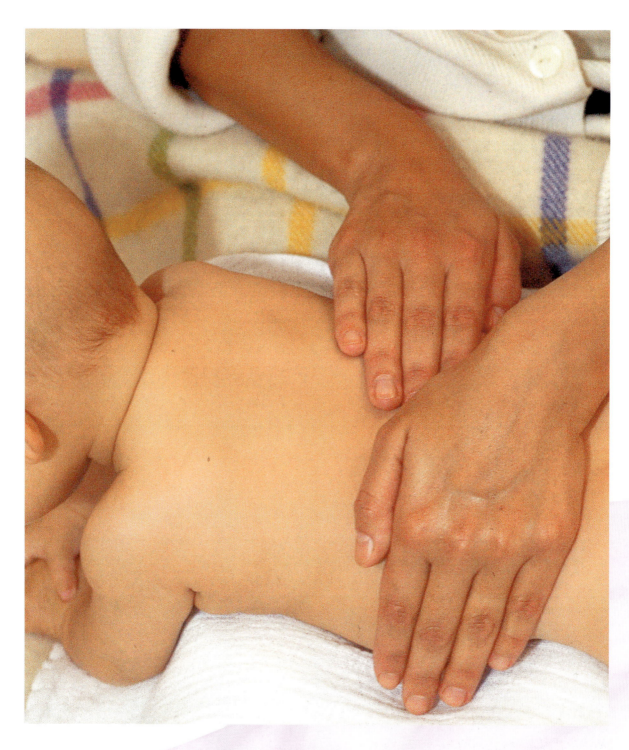

19 RÜCKEN . . . . *Quer gefasst*

Am einfachsten ist es, wenn Sie sich für diese Massage seitlich von Ihrem Baby positionieren. Legen Sie beide Hände nebeneinander quer über den Rücken, und streichen Sie gegenläufig nach rechts bzw. links. Fahren Sie mit dieser Bewegung mehrmals den Rücken hinauf und hinunter – Baby mag das!

Besondere Massagearten

RÜCKEN

20 RÜCKGRAT . . . . *Entlang der Wirbelsäule*

Ihre Fingerkuppen – von beiden Händen oder auch nur von einer Hand, wenn Sie Ihr Kind beispielsweise noch zusätzlich zärtlich am Kopf streicheln wollen – liegen eng nebeneinander (rechts). Mit kreisenden Bewegungen der Finger fahren Sie nun direkt neben der Wirbelsäule hinauf bis zum Nacken und wieder herunter zum Kreuzbein. Diese Massage mehrmals hintereinander und auf beiden Seiten des Rückgrats wiederholen.

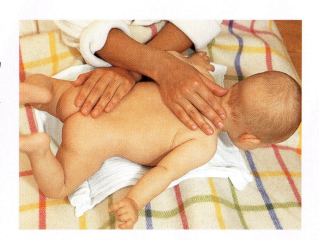

21 RÜCKEN ABWÄRTS . . . . *Gesundes Training*

Legen Sie für diese Art der Rückenmassage eine Hand auf den Po Ihres Babys, und streichen Sie mit der anderen mehrmals hintereinander vom Nacken bis zum Becken (links). Diese Übung ist entspannende Massage und Training in einem, da Ihr Kind aller Wahrscheinlichkeit nach versuchen wird, seinen Kopf zu heben.

22 SPANNUNG AUSSTREICHEN. . . . .
. . . . *Krönender Abschluss*

Nun, im letzten Schritt (denken Sie aber bitte immer daran: allein das Einfühlen in die Bedürfnisse Ihres Babys ist wichtig, nicht eine festgelegte Reihenfolge) halten Sie mit einer Hand die Füße Ihres Kindes und streichen mit der anderen Hand vom Po bis zu den Fußsohlen und darüber hinaus (rechts). Ganz so, als würden Sie alle noch verbliebenen Verspannungen aus dem Körper Ihres Kindes hinausstreichen. Wenn Sie Ihr Kind das nächste Mal massieren, wird es schon ahnen was kommt – und sich sehr wahrscheinlich darauf freuen.

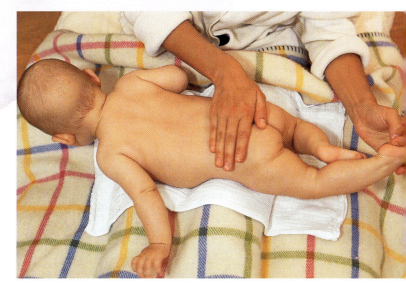

Besondere Massagearten

SO GEHT'S
NARBENMASSAGE

Die meisten Wunden verheilen problemlos und hinterlassen ganz normale Narben, die nach einigen Jahren weitestgehend verblassen und schließlich kaum noch sichtbar sind. Aufgrund der Durchblutungssteigerung bei der Narbenmassage können Sie das Verschwinden der Narben jedoch noch ein wenig beschleunigen.

KLEINE WUNDERTECHNIK

Wirklich wichtig aber wird diese Massagetechnik, wenn sich die normale Narbenbildung durch Entzündungen verzögert und sich Verwachsungen mit tiefer liegenden Hautschichten bilden. In solchen Fällen kann die Narbenmassage wahre Wunder wirken. Sie erkennen solche Narben daran, dass sie deutlich weniger elastisch sind als das umgebende Gewebe oder sogar die Bewegung des jeweiligen Körperteils schmerzhaft hemmen.

Die Narbenmassage dürfen Sie natürlich nur dann machen, wenn keine akute Entzündung mehr vorliegt und das Gewebe so gefestigt ist, dass es nicht mehr aufreißen kann. Bevor Sie beginnen, sollten Sie daher also besser Ihren Arzt um Rat fragen. Er kann am besten beurteilen, ob das Gewebe schon ausreichend gefestigt ist.

DIESE TECHNIKEN HELFEN

Die Muskeln um die Narbe herum sollten etwas angespannt sein, damit sich das Narbengewebe deutlich vom Muskelgewebe abhebt. Das erfordert ein wenig – nicht zu viel – Anstrengung, doch der spätere sichtbare Erfolg wird diese Bemühungen ganz gewiss aufwiegen.

Bei der Narbenmassage gibt es vier verschiedene Grifftechniken (siehe rechts).

1. Ziehen, bzw. schieben Sie das Gewebe neben der Narbe in Längsrichtung.
2. Verschieben Sie die Narbe seitlich, so dass die Narbe selbst eine gekrümmte Linie bildet.
3. Ziehen Sie die Haut beidseitig neben der Narbe nach außen.
4. Nehmen Sie die Narbe seitlich – je nach Größe auch mit mehreren Fingern – in einen Zangengriff, und heben Sie das Narbengewebe an.

Sie sollten die Intensität der Griffe nach und nach steigern, wobei natürlich keine starken Schmerzen auftreten dürfen. Wenn Sie die Narbenmassage oft genug durchführen, werden Sie schon bald merken, dass die Beweglichkeit der vernarbten Haut zunimmt und die Haut sich schneller regeneriert. Wie diese Massage im Einzelnen geht, sehen Sie im Detail auf der rechten Seite.

Tipp
Massageöle helfen

Auch hier können Sie den Effekt mit der Wahl des richtigen Massageöls positiv beeinflussen. Bei Narben sind prinzipiell alle durchblutungsförderndern Öle angesagt. Versuchen Sie es mal mit Rosmarin oder Wacholder – natürlich immer nur in einer Konzentration von 1 bis 3 Prozent.

Besondere Massagearten

NARBEN VERSCHWINDEN LASSEN

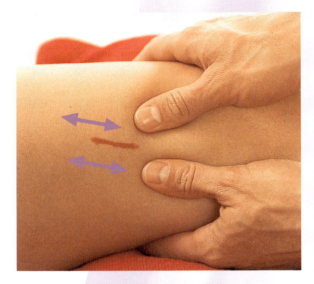

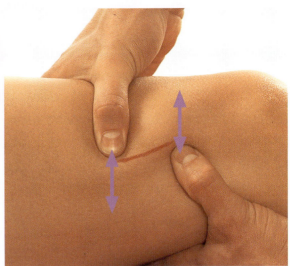

1 ERSTE TECHNIK .... *Zug und Schub*

Setzen Sie Ihre Daumen seitlich der Narbe an, schieben Sie das Gewebe parallel vor, und ziehen Sie es gleichfalls parallel zurück (oben). Achten Sie darauf, ob womöglich kleine Äderchen platzen oder es gar zu Blutungen kommt – dann müssen Sie sofort aufhören. Wenn das Gewebe bei Schub hingegen dunkler, bei Zug heller wird, so ist dies normal.

2 ZWEITE TECHNIK ....
.... *Gesunde Krümmung*

Ebenfalls mit den Daumen verschieben Sie das Gewebe neben der Narbe nun so, dass die Narbe selbst eine gekrümmte Linie bildet – mal in die eine, dann wieder in die andere Richtung (oben rechts).

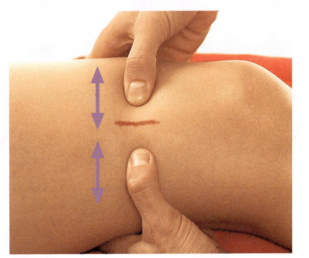

3 DRITTE TECHNIK .... *Glätten*

Nun kann der Einsatz mehrerer Finger sinnvoll werden: Ziehen Sie das Narbengewebe nach außen (Mitte).

4 VIERTE TECHNIK .... *Abheben*

Sie brauchen dafür jeweils den Daumen und – je nach Größe der Narbe – einen oder mehrere Finger, mit denen Sie das Narbengewebe ein bis drei Zentimeter neben der Narbe fassen und ein wenig hochziehen (rechts).

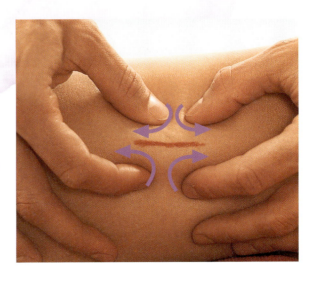

WO STEHT WAS?

Abhyanga 96
Akne 70
Akupressur 82 ff., 101
Anatomiekenntnisse 43
Antriebsschwäche 30
Arme 54 f.
Aromaöle 28 f.
Aufbau der Haut 12
Ayurveda-Massage 8, 94 ff.

Babymassage 110 ff.
Basisöl 28
Bauch 52 f.
Bauchschmerzen 30
Beinmassage 46
Bett 24
Bindegewebsmassage 9, 64 ff.
Bindegewebsschwäche 30, 106
Bindegewebs-
 verklebungen 64
Bindegewebszonen 66
Bluthochdruck 9
Blutkreislauf 12
Blutversorgung 20
Brust 52 f.
Brust – Frauen 52
Bulimie (Ess-Brecht-Sucht) 9

Cellulite 29, 30
Cremes 26
Chronische Müdigkeit (CFS) 9

Dampfbad 96
Dammriss 107
Depressionen 9
Diabetes 9
Duftrezepte 30 f.
Durchblutung 13

Effleurage 32 f.
Embryobild 93
Einschränkung der
 Massage 31, 106

Faszientechnik 67
Fitzgerald, William 72

Fontanelle 111 f.
Friktion 38 f.
Fünf-Minuten-
 Selbstmassage 100 ff.
Fußboden 24
Fußmassage 57
Fußreflexzonenmassage 72 ff.

Ganzkörpermassage 46 ff.
Gesichtslotion 58
Gesichtsmassage 58 ff.
Gesichtsmuskulatur 58

Hände 56
Handbad 78
Handkantenschläge 40
Handreflexzonenmassage 78 ff.
Harkengriff 38
Head, Sir Henry 18
Headsche Zonen 18, 21
Herzstörungen 18
Hippokrates 8
Hypertonus 16
Hypotonus 16

Ingham, Eunice 74

Jasminöl 29

Kapha-Typ (Ayurveda) 94 f.
Kieferknochen 103
Klatschen 40
Knetungen 36
Knie 51
Knöchelgriff 38
Konstitutionstypen
 (Ayurveda) 94 ff.
Kopfhaut 102
Kopfschmerzen 29, 30, 86, 100, 106
Krämpfe 92
Kreislaufbeschwerden 86
Kreuzbeinmassage 107

Lavendelöl 29
Ling, Per Henrik 8

Lotion 26
Lymphdrainage, manuelle 9, 70
Lymphe 14 f., 106
Lymphsystem 20

Magenschmerzen 87
Magersucht 9
Massagevirus 5
Massagegriffe, hackende 17
Massageöl 26
Melissenöl 28
Meridiansystem 83 ff.
Migräne 74, 86
Muskelaufbau 16 f.
Muskelschmerzen 28
Muskelspannung 36
Muskelspindeln 16
Muskeltonus 16
Muskulatur 20

Narbenmassage 122 f.
Nervosität 30, 107
Nervensystem,
 vegetatives 19

Oberarm 54
Oberschenkel 51
Ohrensausen 89
Öl 26
Organe, innere 18
Oxytozin 106

Paracelsus 8
Parasympathikus 19 f.
Petrissage 36
Pitta-Typ (Ayurveda) 94 f.
Prämenstruelles Syndrom
 (PMS) 9

Qi (Lebensenergie) 82

Raumtemperatur 24
Reflexzonenbehandlung 56, 101
Reflexzonenmassage 72 ff.
Rheuma 29
Rosmarinöl 28

IMPRESSUM

Rücken **48 f.**
Rückenschmerzen **9, 87, 106**
Ruhe **24**

Sauna **5**
Schlaflosigkeit **90**
Schlafstörungen **9, 30**
Schluckauf **89**
Schnupfen **90**
Schwangerschafts-
  massage **106 ff.**
Schwangerschafts-
  streifen **30, 106**
Sehstörungen **91**
Selbstmassage **74, 100 ff.**
Shiatsu **82 ff., 115**
Sodbrennen **91**
Stirn **103**
Stirnguss (Shirodara) **96**
Streichungen **34**
Stretching **17**
Sympathikus **19**
Synchronmassage
  (Abhyanga) **96**

Tapotements **40**
Tiefenwirkung **38**
Touch-Research-Institute **9, 125**
Trimenon **106**

Vata-Typ (Ayurveda) **94 f.**
Verbot der Massage **31**
Verklebungen der
  Hautschichten **64**
Verspannungen **17**
Verstopfung **30**
Vibration **42, 45**

Wacholderöl **29**
Wadenmuskulatur **46 f.**
Wasseransammlungen
  (Ödeme) **29, 70, 106**

Zirkelungen **38**
Zypressenöl **28 f.**

Bildnachweis
Alle Bilder stammen von Kristiane Vey/Jump, Hamburg außer AKG, Berlin: 8/9 ; Südwest Verlag, München: 5, 9, 26 o., 28 u. li. und re., 49 u.re., 84 (Karl Newedel), 13 (D. Parzinger), 27, 98 (Matthias Tunger), 28 o.li. (E. v. Kempen), 29 o.re. (Michael Nagy), 29 Fond (Joachim Heller), 29 li. (Amos Schliack), 31 (6) (N.N.), 46/47 Fond (Ulrich Kerth), 78, 106, 112 (2) (Hans Seidenabel), 110, 111, 113 (3), 114 (3), 115 (2), 116 (3), 117 (4), 118 (2), 119 (2), 120, 121 (3) (Astrid Eckert); Verlagsgruppe Milchstraße, Hamburg: 14, 20.

Die Illustrationen auf den Seiten 12, 15, 16, 17, 19, 21 stammen von Theiss Heidolph, Eching am Ammersee.

© 2005 by Südwest Verlag, einem Unternehmen der Verlagsgruppe Random House GmbH, 81673 München und © by FIT FOR FUN Verlag GmbH, Hamburg

Alle Rechte vorbehalten. Vollständige oder auszugsweise Reproduktion, gleich welcher Form (Fotokopie, Mikrofilm, elektronische Datenverarbeitung oder durch andere Verfahren), Vervielfältigung, Weitergabe von Vervielfältigungen nur mit schriftlicher Genehmigung beider Verlage. FIT FOR FUN ist eine eingetragene Marke der FIT FOR FUN Verlag GmbH.

Verlagsgruppe Random House GmbH
Umschlaggestaltung: Eva Salzgeber, München
Umschlagbilder: U1 li. (Zefa), U1 re. (Jump/A. Falck)
Redaktion: Cornelia Osterbrauck
Bildredaktion: Sabine Kestler
Projektleitung für diese Ausgabe: Sybille Schlumpp
Gesamtproducing für diese Ausgabe: Medienprojekte München

Fit For Fun Verlag GmbH
Chefredakteur: Willy Loderhose
Objektleitung: Christine Rave

Die Ratschläge in diesem Buch sind vom Autor und von den Verlagen sorgfältig erwogen und geprüft, dennoch kann eine Garantie nicht übernommen werden. Eine Haftung des Autors bzw. der Verlage und ihrer Beauftragten für Personen-, Sach- und Vermögensschäden ist ausgeschlossen.

Druck: Eurografica

Printed in Italy

ISBN 3-517-06846-2

078219903X817 2635 4453 6271

Bestseller: Die FIT

Gesünder ernähren – bewusster genießen – mehr Spaß am Sport.

Unsere Neuerscheinungen

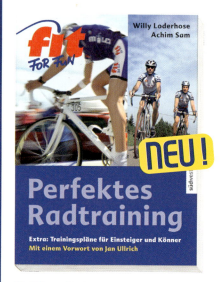
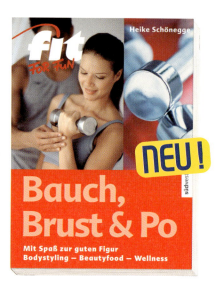
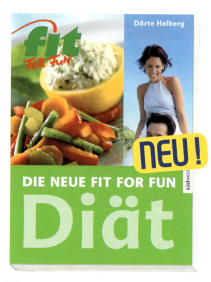

Perfektes Radtraining
Alles über Basics, Ausrüstung, Radtypen und Zubehör. Mit allen wichtigen Adressen, Treffs und Terminen rund ums Radfahren sowie einem Mountain-Bike-Trainingsspecial „Uphill-Downhill". Mit einem Vorwort von Jan Ullrich.
176 Seiten, Best.-Nr.: 227 035F
€ 16,95

Bauch Brust & Po
Die Neuauflage: Waschbrett-Bauch, ein schönes Dekolletee und ein knackiger Po - alle Top-Übungen für Sie und Ihn, für zuhause und unterwegs. Extra: Turbo-Fatburning mit Easy-Ausdauerprogrammen!
160 Seiten, Best.:-Nr.: 227 036F
€ 10,95

Die neue FIT FOR FUN-Diät
Die Neuauflage des Testsiegers - nach aktuellen Erkenntnissen verbessert, noch alltagstauglicher verpackt: Abnehmen mit der Dreifach-Formel aus Ernährung plus Sport plus Entspannung. Einfache Tipps und wohlschmeckende Rezepte, die Ihre Zukunft schlanker machen!
176 Seiten, Best.-Nr.: 227 037F
€ 16,95

Die effektivsten Sportbücher

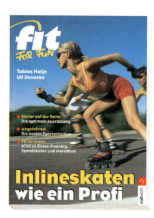
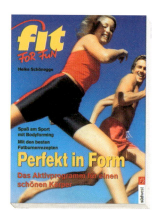
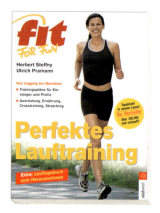
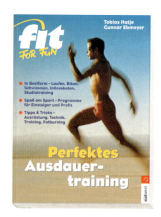

Inlineskaten wie ein Profi
Mit Fahrtechniken für Anfänger und Profis, Trainingsplänen sowie wichtigen Infos zum Skates-Kauf.
164 Seiten, Best.-Nr.: 227 021F
€ 15,95

Perfekt in Form – Das Aktivprogramm für einen schönen Körper
Spaß am Sport und Essen ohne Fettfallen. Trainingspläne für Ausdauersport, wirksame Fatburningrezepte u.v.m.
176 Seiten, Best.-Nr.: 227 034F
€ 16,95

Perfektes Lauftraining
Das Laufprogramm für Einsteiger und Profis mit allen wichtigen Tipps und Tricks, Trainingsplänen und einem Lauf-Tagebuch nach den neuesten Erkenntnissen.
240 Seiten, Best.-Nr.: 227 032F
€ 16,95

Perfektes Ausdauertraining
Optimale Tipps, Ausrüstung für Einsteiger und Profis sowie Ernährung für mehr Wohlbefinden!
208 Seiten, Best.-Nr.: 227 025F
€ 15,95

FOR FUN-Bücher

Die erfolgreichen Ernährungs- und Ratgeber-Bücher unserer Experten.

Für Geist und Seele

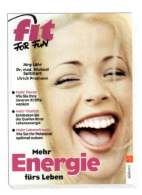

Mehr Energie fürs Leben
Nutzen Sie Ihr Potenzial für mehr Lebensfreude. Mit vielen Infos, um Ihren Akku wieder aufzuladen.
224 Seiten, Best.-Nr.: 227 017F
€ 15,95

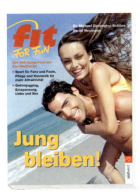

Jung bleiben!
Jung sein ist keine Frage des Alters! Feel young, stay young – die besten FIT FOR FUN-Strategien, von Anti-Aging-Food bis Zen-Meditation.
176 Seiten, Best.-Nr.: 227 033F
€ 16,95

Alles über gesunde Ernährung

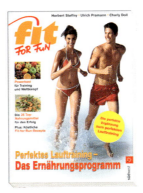

Perfektes Lauftraining – Das Ernährungsprogramm
Mit optimaler Ernährung im Training zu mehr Erfolg und Spaß am Sport.
244 Seiten, Best.-Nr.: 227 030F
€ 16,95

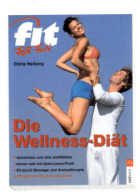

Die Wellness-Diät
Mit Superlaune satt und schlank! Abnehmen und sich wohl fühlen. Das ausführliche Diätprogramm für 14 Tage.
184 Seiten, Best.-Nr.: 227 031F
€ 15,95

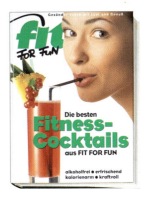

Die besten Fitness-Cocktails aus FIT FOR FUN
Die große Vielfalt frischer Obst- und Gemüsecocktails für Sportler und Figurbewusste.
96 Seiten, Best.-Nr.: 227 013F
€ 9,95

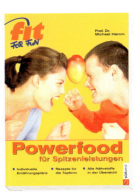

Powerfood für Spitzenleistungen
Topleistung durch Topernährung: alles rund um Fitnessfood.
200 Seiten, Best.-Nr.: 227 028F
€ 15,95

Bestellen Sie jetzt:

Fon: 01805/91 31 48* • Fax: 01805/91 31 45*
Mail: abo@fitforfun.de
Online: www.fitforfun.de/shop

Die Bezahlung der Bestellung kann per Bankeinzug, Rechnung oder Kreditkarte erfolgen. Der Versandkostenanteil pro Gesamtbestellung beträgt € 3,90 (In- und Ausland), ab € 75,– Warenwert versandkostenfrei.
*dtms (12 Cent/Min.)

Widerrufsrecht: Die Bestellung kann ich innerhalb von 14 Tagen (Datum des Poststempels) in Textform (z.B. Brief, Fax, E-Mail) oder durch Rücksendung der Sache beim FIT FOR FUN-Leserservice, Postfach 300, 77649 Offenburg widerrufen. Die Frist beginnt mit Erhalt der Ware. Dies ist ein Angebot der FIT FOR FUN Verlag GmbH, Milchstr. 1, 20148 Hamburg. Sämtliche Preisangaben verstehen sich inkl. MwSt.

INFORMATIONEN

Wo man Ihnen weiterhelfen kann

Bund der selbständigen Masseure e.V., Reichsstrasse 105, 14052 Berlin

Bundesverband Chirogymnastik e.V., Bundesverband für Masseure und Physiotherapeuten, und Schule für Chirogymnastik, Postfach 606, 32636 Lemgo

Chinesische Naturheilkunde Akademie e.V., Hans-Dill-Strasse 9, 95326 Kulmbach

Deutsche Gesellschaft für Ayurveda e.V., 56841 Traben-Trarbach

Forum für Reflexologie, Ehrenbergstr. 25, 74906 Bad Rappenau-Zimmerhof

Institut für Reflexzonentherapie, Hauptstrasse 4, 65779 Kelkheim

Physiotherapieverband e.V., Berufs- und Wirtschaftsverband der Selbständigen in der Physiotherapie (VDB), Prinz-Albert-Strasse 41, 53113 Bonn

Verband für physikalische Therapie, Vereinigung der physiotherapeutischen Berufe e.V. (VPT), Hofweg 15, 22085 Hamburg

Wenn Sie mehr wissen wollen

Benjamin, P. J./Lamp, S. P.; *Understanding sports massage;* Champaign, 1996

Beresford-Cooke, C.; *Praktische Einführung in die Akupressur;* Irisiana Verlag, 1996

Böttger, S.; *Die sanfte Massage für Ihr Baby: Damit sich Ihr Kind wohlfühlt;* Urania-Verlag, 1997

Daiker, I./Kirschbaum, B.; *Die Heilkunst der Chinesen;* Rowohlt, 1997

Dougans, I.; *Reflexzonenmassage – das umfassende Handbuch;* Mosaik-Verlag, 1997

Frohn, B./Lentz, Dr. med. Chr.; *Akupressur und Shiatsu;* Verlag Das Beste, 1997

Goldin, E./Moissiouk, L./Zakidyschewa; *Selbstmassage;* Walter Verlag, 1996

Hoff/Goch/Storck/Lüdke/Storck; *Technik der Massage;* Enke-Verlag, 1993

Hüter-Becker, A. Schewe, H., Heipertz, W. (Hrsg.); *Physiotherapie Bd. 6;* Thieme-Verlag, 1996

Janeway, C. A./Travers, P.; *Immunologie;* Spektrum, 1997

Kaiser, J./Scharmann, Dr. med. A./Poyck-Scharmann, Dr. med. B.; *Hand-Reflexzonen-Massage;* Orac-Verlag, 1996

Kaltenbrunner, T.; *Reflexzonenmassage;* Mosaik-Verlag, 1998

Krackow, R.; *Traditionelle Thai-Massage;* Kolibri-Verlag, 1994

Lacroix, N.; *Massage mit ätherischen Ölen;* Urania-Verlag, 1997

Lad, V.; *Das Ayurveda Heilbuch;* Windpferd-Verlag, 1991

Leibold, G.; *Akupressur;* Falken Verlag, 1995

Leibold, G.; *Fußreflexzonenmassage;* Midena-Verlag, 1998

Lidell, L./Thomas, S./Beeresford-Cooke, C./Porter, A.; *Massage – Partnermassage, Shiatsu, Reflexzonenmassage;* Mosaik-Verlag, 1992

Lohrer, Dr. med. H. L./Karvounidis; *Sportmassage – Grundlagen, Techniken, Anwendungen;* Falken Verlag, 1995

Markworth, P.; *Sportmedizin;* Rowohlt, 1994

Mathieu, M.; *Sanfte Babymassage;* Südwest-Verlag, 1997

Mumford, S.; *Massage von Kopf bis Fuß;* Mosaik-Verlag, 1997

Muschinsky, B.; *Massagelehre in Theorie und Praxis;* Gustav Fischer Verlag, 1992

Muth, C.; *Heilen durch Reflexzonentherapie;* Heyne-Verlag, 1996

Pálos, S.; *Chinesische Heilkunst;* Otto Wilhelm Barth Verlag, 1984

Pohle, B.; *Lexikon Naturkosmetik;* Bastei-Lübbe Verlag, 1990

Ridolfi, R./Franzen, S.; *Das große Shiatsu Handbuch für Frauen;* dtv, 1998

Sachse, J. (Hrsg.); *Massage – Grundlagen und Indikationen;* Ullstein Mosby, 1992

Schäffler, A./Schmidt, S. (Hrsg.); *Mensch, Körper, Krankheit;* Jungjohann, 1994

Schettler, G./Greten, H.; *Innere Medizin;* Thieme, 1998

Schmidt, S.; *Biologische Psychologie;* Springer, 1996

Schwope, F.; *Sport Massage;* Rowohlt, 1994

Silbernagl, S./Despopoulos, A.; *dtv-Atlas der Physiologie;* DTV/Georg Thieme, 1979

Stillerman, E.; *Wohltuende Massagen in der Schwangerschaft;* Kösel-Verlag, 1996

Teirich-Leube, H.; *Grundriss der Bindegewebsmassage: Anleitung zur Technik;* G. Fischer Verlag, 1990

Touch-Research-Institute, University of Miami, School of Medicine, *Studien 1992–1998,* Internet: www.miami.edu/touch-research

Verma, Dr. V.; *Ayurveda – der Weg des gesunden Lebens;* Heyne Verlag, 1995

Walker, P.; *Babymassage: körperliches und seelisches Wohlbefinden für Ihr Baby;* Mosaik-Verlag, 1996

Wittlinger, H. u. G.; *Lehrbuch der Manuellen Lymphdrainage nach Dr. Vodder;* Haug-Verlag, 1992